T0269167

Perspektiven des Gesundheitswesens

Fritz Beske

Perspektiven des Gesundheitswesens

Geregelte Gesundheitsversorgung im Rahmen
der sozialen Marktwirtschaft

unter Mitarbeit von
Alexander Katalinic, Elke Peters, Ron Pritzkuleit

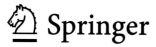 Springer

Verfasser
Fritz Beske
Facharzt für öffentliches Gesundheitswesen
Staatssekretär a. D.

Unter Mitarbeit von
Alexander Katalinic
Institut für Krebsepidemiologie e. V. an der Universität zu Lübeck

Elke Peters
Institut für Krebsepidemiologie e. V. an der Universität zu Lübeck

Ron Pritzkuleit
Institut für Krebsepidemiologie e. V. an der Universität zu Lübeck

Dieses Buch ist mit Mitteln der Damp Stiftung gefördert worden.

ISBN 978-3-662-48940-6   978-3-662-48941-3 (eBook)
DOI 10.1007/978-3-662-48941-3

Die Deutsche Nationalbibliothek verzeichnet diese Publikation in der Deutschen National-
bibliografie; detaillierte bibliografische Daten sind im Internet über http://dnb.d-nb.de ab-
rufbar.

Umschlaggestaltung: deblik, Berlin
Fotonachweis Cover: fotolia

Gedruckt auf säurefreiem und chlorfrei gebleichtem Papier

Springer-Verlag GmbH Berlin Heidelberg ist Teil der Fachverlagsgruppe Springer
Science+Business Media
www.springer.com

Vorwort

Die wohl wichtigste Frage, die sich für die Zukunft des Gesundheitswesens stellt und auf die es eine Antwort geben muss, lautet: Was geschieht, wenn die Finanzmittel der Gesetzlichen Krankenversicherung nicht mehr ausreichen, um alle Leistungen im heutigen Umfang zu finanzieren? Von mindestens gleich großer, wenn nicht von noch größerer Bedeutung ist die Frage, wer diese Leistungen erbringen soll und damit die Deckung des Bedarfs an Fachkräften und dabei insbesondere an Ärzten und an Pflegekräften. Finanzmittel können umgeschichtet werden. Für Fachpersonal trifft das nicht zu.

Für beides fehlt eine öffentliche Bewusstseinsbildung mit Lösungsoptionen. Bestenfalls wird darauf hingewiesen, dass der demografische Wandel zu Problemen auch in der Gesundheitsversorgung und in der Versorgung Pflegebedürftiger führen kann. Deutlicher wird Bundeskanzlerin Merkel, wenn sie sagt, dass die demografische Entwicklung zu weiteren Reformen im Gesundheitswesen und im Pflegebereich führen wird mit dem Hinweis: »Das wird uns in den nächsten Jahren noch sehr, sehr beschäftigen«[1]. Konsequenzen fehlen auch hier. Das Problem wird vertagt.

Mit diesem Buch soll noch einmal versucht werden, eine Diskussion anzuregen, die zur Vorbereitung auf eine vorhersehbare Zukunft führt. Diese Zukunft kommt, und sie kommt bald.

Das zweite Thema, das sich wie ein roter Faden durch mehrere Kapitel zieht, ist die Patientensicherheit. Es werden Wege aufgezeigt, mit denen die Patientensicherheit verbessert werden kann – ein Anliegen unseres Gesundheitswesens in einer Zeit, in der Behandlungsfehler in der medizinischen Versorgung Thema in den Medien sind.

Beide Themen erfordern konsequentes gesundheitspolitisches Handeln auch gegen Widerstände und erfordern Politiker, die sich der Zukunft unseres Gesundheitswesens verpflichtet fühlen.

Ich danke Dr. jur. Volkram Gebel, Landrat i. R., für seine Unterstütung bei der Abfassung dieses Buches.

Fritz Beske
Kiel, September 2015

---

[1] Ärzte-Zeitung vom 15.06.2015: Merkel: Demografie macht Gesundheitsreformen nötig.

Porträt des Autors

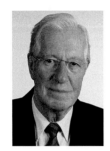

Prof. Dr. med. Fritz Beske, MPH
ist Facharzt für öffentliches Gesundheitswesen und legt mit 92 Jahren mit vielfältigen nationalen und internationalen Erfahrungen in Verwaltung, Politik und Wissenschaft ein Konzept für ein künftiges Gesundheitswesen vor. Grundlage sind insbesondere Auswirkungen des demografischen Wandels und des medizinischen Fortschritts im digitalen Zeitalter.

Fritz Beske war u. a. 25 Jahre Landesbeamter in Schleswig-Holstein als Referent in der Gesundheitsabteilung, Leiter der Gesundheitsabteilung und die letzten zehn Jahre als Staatssekretär im Sozial- und Gesundheitsministerium. 1955 erwarb er in den USA den Master of Public Health (MPH) und arbeitete als Medical Officer im Europäischen Büro der Weltgesundheitsorganisation in Kopenhagen. Er war Ratsherr der Stadt Kiel und leitete viele Jahre den Bundesauschuss für Gesundheit der CDU. 1976 gründete er das später nach ihm benannte Fritz Beske Institut für Gesundheits-System-Forschung Kiel, eine gemeinnützige Stiftung, das er bis 2013 leitete und das über Jahrzehnte Grundlagen für gesundheitspolitische Entscheidungen erarbeitet hat.

Prof. Beske wurde vielfach ausgezeichnet, darunter mit dem großen Bundesverdienstkreuz und der Paracelsus-Medaille, der höchsten Auszeichnung der deutschen Ärzteschaft.

Inhaltsverzeichnis

Einführung

F. Beske, *Perspektiven des Gesundheitswesens*,
DOI 10.1007/978-3-662-48941-3_1, © Springer-Verlag Berlin Heidelberg 2016

Anfang 2014 wurde mein Buch »Gesundheitsversorgung von morgen« veröffentlicht. Anlässlich meiner Verabschiedung als Direktor meines Instituts für Gesundheitssystemforschung am 12.12.2012 hatte ich gesagt, dass mit diesem Buch und mit meinem Ratgeber »Bewusst älter werden« meine letzten Bücher erscheinen würden. Es begann der Ruhestand.

Mehr Zeit zu haben kann auch bedeuten, mehr nachzudenken, was zu dem Ergebnis führte, dass ich die in meinem letzten gesundheitspolitischen Buch für die Zukunft gezogenen Konsequenzen unverändert so ziehen würde, wie ich sie gezogen habe, dass es sich aber mehr um eine Fortschreibung der Versorgungssituation handelt, nicht aber um ein Konzept für ein künftiges Gesundheitswesen. Die Folge ist dieses Buch, das zwei Themen hat, die miteinander verbunden sind, nämlich die Anpassung des Gesundheitswesens an einen steigenden Versorgungsbedarf bei sinkenden finanziellen und personellen Ressourcen und die Förderung der Patientensicherheit. Methodisch steht die Ausgangslage als Begründung für das »Warum« im Vordergrund, dann die Frage, wie soll oder wie kann das, was für erforderlich gehalten wird, auch umgesetzt werden, also die Frage nach dem »Wie«. Für alles gilt: so konkret, so nachvollziehbar und so verständlich wie möglich. Schlussfolgerungen und Vorschläge müssen sich schlüssig aus der Begründung ergeben.

Mir ist bewusst, dass »Konzept« eine sehr anspruchsvolle Bezeichnung für die Vorschläge sein kann, die in diesem Buch entwickelt werden. Wenn dieser Begriff jedoch beibehalten wird, dann aus pragmatischen Gründen. Jede andere Formulierung würde umständliche Ausführungen erfordern, worauf der Einfachheit halber verzichtet wird.

❯❯ Konzepte erfordern eine Zielvorgabe. Diese lautet: Sicherstellung der notwendigen Gesundheitsversorgung für die gesamte Bevölkerung mit Umsetzung des medizinischen Fortschritts für alle bei steigendem Versorgungsbedarf und abnehmenden finanziellen und personellen Ressourcen. Die Förderung der Patientensicherheit ist integraler Bestandteil dieses Konzeptes.

Das Zeitfenster, das hierfür zur Verfügung steht, ist klein. Statistisch kommen die Baby-Boomer-Jahre ab 2020 in das Renteneintrittsalter, tatsächlich jedoch gehen sie ab 2016 »in Rente«.

Begonnen wird mit einem Blick zurück, mit der Einführung der Gesetzlichen Krankenversicherung, eine Zeit, die bis in die ersten Jahre nach dem Zweiten Weltkrieg reicht. Es folgt die Zeit der Gesundheitswirtschaft. Ausgangspunkt ist die Wirtschaftsentwicklung, Grundlage des medizinischen Fortschritts mit einer immer weitergehenden Spezialisierung in der Medizin und besonders in der ärztlichen Berufsausübung. Hier wird die Grundlage für die heutige medizinische Versorgung mit einer die gesamte Bevölkerung umfassenden Gesundheitsversorgung nach dem Stand der medizinischen Wissenschaft gelegt. Ohne die Wirtschaftsentwicklung in der Nachkriegszeit würde es die medizinische Versorgung so nicht geben. Danach kommt die Zukunft mit der Bezeichnung »Geregelte Gesundheitsversorgung im Rahmen der sozialen Marktwirtschaft«, wenn die in dem hier vorgelegten Konzept enthaltenen Vorschläge mit teilweise grundlegenden und weitreichenden Veränderungen im System und damit unter Beibehaltung des geltenden Gesundheitssystems umgesetzt werden.

Bei steigendem Bedarf an Gesundheitsleistungen einschließlich der Versorgung Pflegebedürftiger und abnehmenden Ressourcen zur Deckung dieses Bedarfs sind stringente

Vorgaben und dabei auch gesetzliche Regelungen in der Gesundheitsversorgung erforderlich. Andererseits muss das überregulierte Gesundheitswesen durch Elemente der sozialen Marktwirtschaft umstrukturiert werden. Dies wird beginnen, wenn die Politik bereit ist, zu handeln, was durch eine öffentliche Bewusstseinsbildung gefördert oder erzwungen werden kann.

Ausgangslage

F. Beske, *Perspektiven des Gesundheitswesens*,
DOI 10.1007/978-3-662-48941-3_2, © Springer-Verlag Berlin Heidelberg 2016

2.1   Vorbemerkung

Gesundheitssysteme unterliegen einem ständigen Wandel sowohl durch politische Entscheidungen als auch durch gesellschaftliche und systemimmanente Vorgaben. Diese Veränderungen sind ein evolutionärer Prozess, in dem Brüche in Struktur und Finanzierung eher die Ausnahme sind. Kommt es zur Kumulation mehrerer Faktoren, sind grundsätzliche Veränderungen die Folge. Eine solche Entwicklung zeichnet sich im Gesundheitswesen ab. Gründe sind u. a. die Bevölkerungsentwicklung mit Auswirkungen auf Art und Umfang der Krankheitshäufigkeit, die ebenfalls demografisch bedingte Zunahme der Pflegebedürftigkeit, ein Fachkräftemangel, Auswirkungen eines in der Umsetzung immer teurer werdenden medizinischen Fortschritts, aber auch Veränderungen in den drei Heilberufen Ärzte, Zahnärzte und Apotheker in Bezug auf den Anteil von Frauen und in der Ausübung des ärztlichen Berufs. Es treten Brüche im Gesundheitswesen auf.

2.2   Bevölkerungsentwicklung

Die wohl wichtigste Ursache für Art und Umfang des Leistungsbedarfs in der Gesundheitsversorgung und für Pflegebedürftigkeit ist die Bevölkerungsentwicklung, in der Vorausschau als demografischer Wandel bezeichnet. Das Statistische Bundesamt beschreibt in seiner 13. koordinierten Bevölkerungsvorausberechnung von April 2015 die Entwicklung der Bevölkerung bis 2060. Die hier verwandten Zahlen beruhen auf der Variante 1-G1L1W1 mit der Annahme einer Geburtenziffer von 1,4, einer Lebenserwartung Neugeborener für Jungen von 84,8 und für Mädchen von 88,2 Jahren sowie einem jährlichen Wanderungssaldo von 100.000 Zuzügen. Basisjahr ist 2013[1]. Größter Unsicherheitsfaktor ist der Wanderungssaldo durch die Zuwanderung einer unbekannten Zahl von Asylbewerbern und Flüchtlingen.

Bevölkerungszahl Die Bevölkerungszahl geht von 81 auf 68 und damit um 13 Millionen zurück. Abweichungen können sich durch Veränderungen in der Geburtenziffer und in der Zuwanderung ergeben. Jede Prognose ist gerade im Hinblick auf aktuelle Zahlen über Zuwanderer, Asylbewerber und Flüchtlinge unsicher.

Altersstruktur Die nachwachsende Generation, die Altersgruppe 0 bis 19 Jahre, geht von 15 auf 11 um 4 Millionen und damit um 25 Prozent zurück. Ebenfalls verringert sich die Altersgruppe im erwerbsfähigen Alter, 20 bis 66 Jahre, von 51 auf 36 Millionen, um 30 Prozent, und damit um 15 Millionen. Diese Altersgruppe erarbeitet im Wesentlichen das Bruttoinlandsprodukt, zahlt die meisten Steuern und Beiträge zur Sozialversicherung und stellt die Mehrzahl der Arbeitskräfte. Von 15 auf 21 und damit um 6 Millionen zu nimmt allein die Altersgruppe im nicht mehr erwerbsfähigen Alter, die Altersgruppe 67 Jahre und älter, ein Anstieg von 36 Prozent gegenüber 2013. Heute hat fast jeder Fünfte ein Alter von 65 Jahren und älter. Bereits 2030 wird es jeder Dritte sein.

---

[1] Statistisches Bundesamt Deutschland: Bevölkerung Deutschlands bis 2060. 13. koordinierte Bevölkerungsvorausberechnung. Wiesbaden 2015.

Baby-Boomer-Jahre Von besonderer Bedeutung für Beiträge zur Sozialversicherung sind die Baby-Boomer-Jahre, die geburtenstarken Jahrgänge von 1955 bis 1968. Rein statistisch kommen bei einem Renteneintrittsalter von 65 Jahren, steigend bis 2029 auf 67 Jahre, 2020 die ersten dieser Jahrgänge in das Renteneintrittsalter, zahlenmäßig 220.000 mehr als 2019. Der Höhepunkt wird 2029 mit dann 425.000 mehr als 2028 erreicht. Tatsächlich wird niemals ein voller Jahrgang zu dem errechneten Renteneintrittsalter aus dem Erwerbsleben ausscheiden. Vorruhestandsregelungen, frühzeitige Erwerbsunfähigkeit und die Rente mit 63 führen dazu, dass Auswirkungen der Baby-Boomer-Jahre vor 2020 und voraussichtlich bereits ab 2016 zu erwarten sind.

Lebenserwartung Die Lebenserwartung nimmt zu und damit die Wahrscheinlichkeit, ein höheres Lebensalter zu erreichen. Um 1900 hatte ein neugeborener Junge eine Lebenserwartung von 40,6 und ein neugeborenes Mädchen von 44 Jahren. Heute liegt die Lebenserwartung eines neugeborenen Jungen bei 77,7 und eines neugeborenen Mädchens bei 82,7 Jahren[2]. Das Statistische Bundesamt geht für die Vorausberechnung bis 2060 von einer Lebenserwartung von 84,8 Jahren bei Jungen und 86,8 Jahren bei Mädchen aus[3].

Bevölkerungsentwicklung international Alle Industrienationen Europas altern, und die Einwohnerzahlen gehen zurück, wobei der Alterungsprozess je nach Wirtschaftslage, Geburtenziffer und Stand der Gesundheitsversorgung unterschiedlich ist. Deutschland hat von allen Ländern Europas die ungünstigste Altersstruktur und seit Jahren mit die geringste Geburtenziffer. Nach einem Bericht des Europäischen Büros der Weltgesundheitsorganisation[4] mit dem Hinweis »Europa altert« waren 2010 rund 15 Prozent der Gesamtbevölkerung Europas 65 Jahre und älter, eine Zunahme seit 1988 um 30 Prozent. Diese Altersgruppe weist die höchste Wachstumsrate auf und stellt in der Projektion bis 2050 mehr als 25 Prozent der Gesamtbevölkerung Europas.

Schlussfolgerung Deutschland altert. Bis 2060 geht die Bevölkerungszahl um 13 Millionen, die nachwachsende Generation um 4 Millionen und die Bevölkerung im erwerbsfähigen Alter um 15 Millionen zurück. Allein die Altersgruppe 67 Jahre und älter nimmt um 5 Millionen zu. Die Baby-Boomer-Jahre, die geburtenstarken Jahrgänge 1955 bis 1968, scheiden real ab 2016 aus dem Erwerbsleben aus, mit weitreichenden Folgen für die Finanzierung der Sozialsysteme. Langfristig könnte nur die Zunahme der Geburtenziffer auf mindestens 2 eine Änderung bringen. Dies wird nicht erwartet. Die Bevölkerungszahl kann auch durch eine verstärkte Zuwanderung steigen, wobei Auswirkungen auf die Finanzsituation der Sozialversicherung nur durch Zuwanderer in den Arbeitsmarkt erreicht werden können. Die Auswirkungen einer Zunahme von Asylbewerbern und Flüchtlingen sind noch nicht absehbar.

---

[2] Statistisches Bundesamt: Allgemeine Sterbetafel Deutschland 2010/12. Wiesbaden 2015.
[3] Statistisches Bundesamt Deutschland: Bevölkerung Deutschlands bis 2060. 13. koordinierte Bevölkerungsvorausberechnung. Wiesbaden 2015.
[4] World Health Organization: The European Health Report 2012: Charting the way to well-being. Copenhagen 2013.

2.3   Krankheitshäufigkeit und Versorgungsbedarf bei Krankheit

2.3.1   Vorbemerkung

Realistische und zahlenmäßig begründete Aussagen über die Bedeutung einer alternden Bevölkerung für die Gesundheitsversorgung und die Versorgung Pflegebedürftiger sind eher die Ausnahme. In den Medien wird gern über Einzelschicksale mit der langersehnten Erfüllung von Wünschen nach ausgedehnten Reisen und nach der nunmehr endlich uneingeschränkten Zuwendung zu Hobbies berichtet. Nichts davon soll bestritten werden. Unberücksichtigt jedoch bleibt, dass es sich in der Regel um die ersten Jahre im Ruhestand handelt und damit um die Jahre, die nichts über das Schicksal im höheren Lebensalter aussagen. Die Erfahrung lehrt, dass der objektive und der gefühlte Gesundheitszustand eines heute 70-Jährigen etwa dem Zustand eines 60- oder sogar eines 50-Jährigen früherer Jahre entspricht. Eine Auswertung des Statistischen Amtes der Europäischen Union eurostat auf der Basis von 2013 zeigt, dass rein statistisch eine deutsche 65-jährige Frau noch sieben gesunde Lebensjahre erwarten kann, ein 65-jähriger deutscher Mann ebenfalls sieben gesunde Lebensjahre. Allerdings ist die Zahl der in diesem Alter noch zu erwartenden Lebensjahre bei den Frauen mit 21,1 Jahren höher als bei den Männern mit 18,2 Jahren[5]. Wiederum bleibt das spätere Schicksal außer Betracht, denn die Lebenserwartung etwa eines heute 70-Jährigen ist höher als es in früheren Jahren der Fall gewesen ist.

Die Schlussfolgerung lautet oft, dass wir gesund oder wesentlich gesünder alt werden mit der impliziten Frage, woraus sich bei dieser Situation Zukunftssorgen ergeben, Sorgen, die eine älter werdende Bevölkerung betreffen. Auch hier trifft zu, dass wir im statistischen Mittel gesünder altern, ohne allerdings die gesundheitlichen Auswirkungen einer immer höheren Lebenserwartung verhindern zu können. Richtig dagegen kann die Feststellung sein, dass wir gesünder älter werden, dies allerdings mit großen individuellen Unterschieden. Wir werden also nicht gesund alt. Berger fasst das Ergebnis einer umfassenden Analyse[6] dieser Problematik in einer Rezension wie folgt zusammen: »Stattdessen zeigt sich, dass für einen gewissen Teil der gewonnenen Lebenszeit, die wir im Vergleich zu unserer Vorgängergeneration haben, der Preis in reduzierter Gesundheit besteht«[7].

Es bleibt festzustellen, dass insbesondere die Verbesserung der Lebens- und Umweltbedingungen, eine umfassende Gesundheitsversorgung und die Umsetzung des medizinischen Fortschritts für alle zu einer ständig steigenden Lebenserwartung geführt haben, dies allerdings mit weitreichenden Auswirkungen auf den Gesundheitszustand in höheren Altersgruppen und dem sich daraus ergebenden zunehmenden Bedarf an Leistungen des Gesundheitswesens.

---

[5] AOK-Medienservice vom 13.07.2015, Zahl des Monats: 7,0 gesunde Lebensjahre.
[6] Plass D, Vos T, Hornberg C, Scheidt-Nave C, Zeeb H, Krämer A: Trends in disease burden in Germany – results, implications and limitations of the Global Burden of Disease Study. Dtsch Ärztebl Int 2014; 111: 629–638. DOI: 10.3238/ärztebl.2014.0629.
[7] Berger K: Die Krankheitslast auf unseren Schultern. Dtsch Ärztebl 2014; 111(38): 627.

2.3.2 Krankheitshäufigkeit

Die Krankheitshäufigkeit wird beschrieben mit der Prävalenz (der Zahl von Erkrankten) und der Inzidenz (der Zahl der Neuerkrankten) jeweils in einem definierten Zeitraum. Für 2050 liegen für ausgewählte Krankheiten mit dem Basisjahr 2007 folgende Vorausberechnungen vor[8].

- **Altersbedingte Makuladegeneration (AMD)** (eine Augenkrankheit, die zur Erblindung führen kann): Zunahme der Erkrankten von 710.000 auf 1,6 Millionen, eine Zunahme von 125 Prozent.
- **Diabetes mellitus:** Zunahme der Erkrankten nach unterschiedlichen Studien von 4,1 bis 6,4 Millionen auf 5,8 bis 7,8 Millionen, eine Zunahme von 20 bis 22 Prozent.
- **Herzinfarkt:** Zunahme der jährlichen Neuerkrankungen von 313.000 auf 548.000, eine Zunahme von 75 Prozent.
- **Schlaganfall** (eine häufige Ursache von Pflegebedürftigkeit): Zunahme der jährlichen Neuerkrankungen von 186.000 auf 301.000, eine Zunahme von 62 Prozent.
- **Krebs insgesamt:** Zunahme der jährlichen Neuerkrankungen von 461.000 auf 588.000, eine Zunahme von 27 Prozent.
- **Demenz:** Zunahme der Erkrankten von 1,1 auf 2,2 Millionen, eine Zunahme von 104 Prozent. Nach einer neueren Studie soll die Zahl der Demenzkranken 2060 bei 2,5 Millionen liegen[9]. Zunahme der jährlichen Neuerkrankungen von 290.000 auf 610.000, eine Zunahme von 113 Prozent.

2.3.3 Versorgungsbedarf bei Krankheit

Mit steigenden Krankheitszahlen geht ein steigender Versorgungsbedarf einher. Gleichzeitig gibt es Entwicklungen im medizinisch-technischen Bereich, die ebenfalls zu einem zunehmenden Versorgungsbedarf führen. Einige Beispiele:

- **Krankenhausoperationen und -prozeduren:** 2010 wurden im Krankenhaus mehr als 47 Millionen Operationen und medizinische Prozeduren bei 17,4 Millionen Patienten durchgeführt. Eine Status-quo-Projektion bis 2060 führt zu einer Steigerung absolut auf 48 Millionen Operationen und Prozeduren. Ein anderes Bild ergibt die relative Steigerung. 2010 gab es pro 100.000 Einwohner 58.100 Operationen und Prozeduren, 2060 werden es 74.200 sein, eine Steigerung um 28 Prozent.
- **Herzschrittmacher und Defibrillatoren:** Von 162.200 im Jahr 2010 ist bis 2060 ein Zuwachs auf 218.700 zu erwarten, wegen der abnehmenden Bevölkerungszahl eine Steigerung pro 100.000 Einwohner von 199 auf 338 und damit um 70 Prozent.
- **Magenoperationen:** Steigerung der Operationszahl von 94.900 im Jahr 2010 auf 111.800 im Jahr 2060. Die Versorgungsrate steigt von 116 auf 173 pro 100.000 Einwohner und damit um 49 Prozent.
- **Hüft- und Knieendoprothetik:** Die Zahl an Implantationen und Revisionen steigt zwischen 2010 und 2060 von 433.500 auf 496.600. Pro 100.000 Einwohner nimmt

---

8 Beske F, Katalinic A, Peters E, Pritzkuleit R: Morbiditätsprognose 2050. Ausgewählte Krankheiten für Deutschland, Brandenburg und Schleswig-Holstein. Schriftenreihe/Fritz Beske Institut für Gesundheitssystemforschung, Bd. 114. Kiel 2009.

9 Barmer GEK: Pflegereport 2010. Schwerpunktthema: Demenz und Pflege. Schriftenreihe zur Gesundheitsanalyse, Bd. 5. Schwäbisch Gmünd 2010.

die Versorgungsrate von 532 im Jahr 2010 auf 768 im Jahr 2060 zu, eine Steigerung um 45 Prozent.

- **Computertomographie und Magnetresonanztomographie:** 2010 wurden 3,7 Millionen Computertomographien (CT) und 1,07 Millionen Magnetresonanztomographien im Krankenhaus durchgeführt. Bis 2060 ist beim CT ein Anwachsen auf 4,2 Millionen und beim MRT ein Absinken auf 1,01 Millionen zu erwarten. Pro 100.000 Einwohner bedeutet dies beim CT eine Steigerung um 44 Prozent, von 4.534 auf 6.522, und beim MRT trotz des erwarteten Rückgangs eine Steigerung um 19 Prozent von 1.316 auf 1.560.

- **Entbindungen:** Aufgrund der demografischen Veränderungen gibt es auch Felder der medizinischen Versorgung, in denen es zum Rückgang kommt. Wegen der geringer werdenden Zahl potenzieller Mütter ist von sinkenden Geburtenzahlen auszugehen, um rund ein Drittel bis 2060.

Schlussfolgerung Die steigende Lebenserwartung ist mit einer Zunahme zum Teil schwerer Krankheiten und damit einem wachsenden Versorgungsbedarf verbunden. Das Krankheitsbild der Bevölkerung ändert sich mit einer Zunahme von Multimorbidität und altersbedingten chronischen Krankheiten. Jede Bevölkerungsstruktur hat ihre von dieser Struktur bestimmte Morbidität, bei einer alternden Bevölkerung verbunden mit einem größeren Versorgungsaufwand und höheren Kosten. In früheren Jahrhunderten und noch in früheren Jahrzehnten wurde nahezu durchgehend früher gestorben. Heute können viele Patienten, die zu dieser Zeit an ihrer Krankheit oder an ihrer Behinderung gestorben wären, am Leben erhalten werden. Dies hat seinen Preis.

2.3.4 Finanzierung der Gesetzlichen Krankenversicherung

Wer für die Zukunft des Gesundheitswesens plant, muss die Frage nach der Finanzierbarkeit der Gesetzlichen Krankenversicherung (GKV) stellen. Dies geht nicht ohne Annahmen.

Ausgangspunkt ist die Finanzsituation der GKV. 2014 betrugen die Einnahmen 214 Milliarden Euro (vorläufiges Ergebnis)[10]. Seit dem 01.01.2015 wird die GKV über einen von der Bundesregierung festgesetzten allgemeinen Beitragssatz von 14,6 Prozent finanziert mit einem Arbeitgeber- und einem Arbeitnehmeranteil von jeweils 7,3 Prozent. Der Arbeitgeberanteil ist mit 7,3 Prozent festgeschrieben. Jede Krankenkasse hat die Möglichkeit, einen kassenindividuellen Zusatzbeitrag zu erheben, der ausschließlich für Arbeitnehmer einschließlich von Rentnern gilt. Neue Belastungen müssen damit ausschließlich von den Arbeitnehmern getragen werden, es sei denn, der Bund erhöht den allgemeinen Beitragssatz. Dann wären Arbeitgeber und Arbeitnehmer wieder gleichermaßen betroffen.

Mit der Zunahme des Versorgungsbedarfs der GKV-Versicherten durch den demografischen Wandel und den medizinischen Fortschritt steigt bei einer ständigen Abnahme von versicherungspflichtig Beschäftigten der Finanzbedarf der GKV. Würde dieser Bedarf ausschließlich über die Beiträge der GKV finanziert, müsste der Beitragssatz stei-

---

[10] Bundesministerium für Gesundheit, Kennzahlen und Faustformeln, KF15 Bund, Stand: März 2015.

gen. Bei einer paritätischen Finanzierung durch Arbeitgeber und Arbeitnehmer könnte der Beitragssatz unter Zugrundelegung eines Ausgabenzuwachses durch den medizinischen Fortschritt von jährlich 2 Prozent der Ausgaben der GKV bis 2060 bis auf 52 Prozent steigen[11].

Da nach der geltenden Rechtslage ein kassenindividueller Zusatzbeitrag ausschließlich von Arbeitnehmern zu tragen wäre, und dies krankenkassenindividuell, sind Prognosen über die zu erwartende Finanzierung der GKV nahezu unmöglich. Krankenkassen rechnen mit sinkenden Überschüssen und steigenden Beiträgen. Zur Stärkung der Wettbewerbsfähigkeit laufen neben Zusammenschlüssen von Krankenkassen unterschiedliche Rationalisierungsmaßnahmen wie Schließung von Geschäftsstellen oder Filialen und Abbau von Verwaltungsstellen. Die Barmer GEK z. B. halbiert die Zahl ihrer Filialen[12]. Die Schließung von Filialen kann unterschiedliche Gründe haben wie Zunahme des Online-Verkehrs, kann aber auch aus Rationalisierungsgründen erfolgen. Es werden zudem Überschüsse aus Wettbewerbsgründen für die Mitgliederwerbung verwandt, z. B. durch Prämienzahlungen und Satzungsleistungen insbesondere im Bereich der Prävention. Insgesamt jedoch stellen sich Krankenkassen auf sinkende Einnahmen und steigende Ausgaben ein.

Der eindrucksvollste Beweis dafür, dass mit dem Alter der Versorgungsbedarf mit den sich daraus ergebenden höheren Kosten steigt, sind die Ausgaben der GKV nach Alter. Eigene Berechnungen der Pro-Kopf-Ausgaben der GKV nach Alter und Geschlecht und ohne Krankengeld und Verwaltungsausgaben der GKV für 2008 zeigen einen mit dem Lebensalter kontinuierlich steigenden Ausgabenzuwachs. Zusammengefasst ergibt sich folgendes Bild der Ausgaben pro Jahr nach Alter.

- 1 bis 29 Jahre: 979 Euro
- 40 Jahre: 1.200 Euro
- 70 Jahre: 3.673 Euro
- 89 Jahre: 5.585 Euro
- 90 Jahre: 5.343 Euro

Nach einem Anstieg der Ausgaben bis auf 5.585 Euro im Alter von 89 Jahren nehmen die Ausgaben mit 90 Jahren um 242 Euro ab.

Informationen zu Ausgaben der GKV nach Alter stehen nur bis 2008 zur Verfügung. In der Tendenz (kontinuierliche Zunahme mit dem Alter) dürfte sich bis heute nichts geändert haben. Dies ist auch die Zukunft.

Die Krankheitskostenrechnung liefert Angaben darüber, wie die deutsche Volkswirtschaft durch bestimmte Krankheiten und deren Folgen belastet wird. Es werden die im Bereich des Gesundheitswesens verfügbaren Datenquellen zur Ermittlung der Kosten einer Krankheit zusammengeführt und in mehrstufigen Verfahren auf die unterschiedlichen Krankheitsbilder nach der internationalen Klassifikation ICD-10 aufgeteilt. Berücksichtigt wird der mit einer medizinischen Behandlung, mit Präventions-, Rehabilitations- oder Pflegemaßnahmen verbundene Ressourcenverbrauch und die durch Arbeitsunfähigkeit, Invalidität und vorzeitigen Tod für die Volkswirtschaft resultierenden potenziellen Ressourcenverluste in Form von verlorenen Erwerbstätigkeitsjahren. Nach der

---

[11] Beske F, Krauss C: Ausgaben- und Beitragssatzentwicklung der Gesetzlichen Krankenversicherung bis 2060. Schriftenreihe/Fritz Beske Institut für Gesundheitssystemforschung, Bd. 118. Kiel 2010.
[12] Frankfurter Allgemeine Zeitung vom 01.07.2014: Barmer GEK halbiert Zahl der Filialen.

Krankheitskostenrechnung des Statistischen Bundesamtes von 2008, das letzte Jahr, für das die Krankheitskostenrechnung veröffentlicht worden ist, betrugen die Krankheitskosten insgesamt 254,28 Milliarden Euro. Sie sind von 2002 bis 2008 jährlich um durchschnittlich 2,7 Prozent gestiegen, in der Altersgruppe 65 bis unter 85 Jahre um 5,2 und bei den 85-Jährigen und älter um 4,6 Prozent, bedingt vor allem durch das zahlenmäßige Ansteigen dieser Altersgruppen. 2008 betrugen die Ausgaben 3.100 Euro pro Einwohner. Die Ausgaben nach Alter sind von 1.360 Euro im Alter unter 15 Jahre über 1.700 Euro im Alter 30 bis unter 45 Jahre und 6.500 Euro im Alter bis unter 85 Jahre auf 14.840 Euro im Alter 85 und älter gestiegen. Auffällig ist die Situation in den jüngsten Altersgruppen. Bei den Pro-Kopf-Ausgaben von 2002 bis 2008 betrug über alle Altersgruppen die Steigerungsrate jährlich 2,8 Prozent, in der Altersgruppe unter 15 Jahre jedoch 4,5 Prozent. Die Gesundheitskosten für diese Altersgruppe sind also überproportional gestiegen, ein Grund für weitergehende Untersuchungen.

Mit der Verschiebung der Altersstruktur in höhere Altersgruppen nahmen damit die Gesundheitskosten zu. Überproportional stiegen auch die Kosten in jungen Altersgruppen. Künftige Generationen stehen damit vor der Aufgabe, beides finanzieren zu müssen, höhere Krankheitskosten sowohl für die nachwachsende als auch für die ältere Generation.

Es sei dahingestellt, in welchem Ausmaß die Ausgaben der GKV tatsächlich steigen. Bestätigt wird die Annahme, dass dieser Prozess bereits einige Jahre vor Beginn des statistisch berechneten Ausscheidens der Baby-Boomer-Jahre aus dem Erwerbsleben einsetzt, durch eine Prognose des Instituts für Weltwirtschaft, über die das Handelsblatt am 20.03.2015 unter der Überschrift berichtet »Krankenkassen droht Milliardendefizit«. Danach haben Krankenkassen und Gesundheitsfonds bereits bis 2016 mit einem Defizit von sechs Milliarden Euro zu rechnen. Krankenkassenvertreter haben umgehend das Bundesgesundheitsministerium aufgefordert, u. a. den zu gleichen Teilen von Arbeitgeber und Arbeitnehmer finanzierten allgemeinen Beitragssatz zu erhöhen[13]. Aber auch das Bundesversicherungsamt (BVA) erwartet spürbar steigende Krankenkassenbeiträge[14]. Drabinski errechnet für 2015 bis 2018 einen Ausgabenüberschuss von 6,3 auf 20,5 Milliarden Euro mit dem Hinweis, dass 2018 der erste größere geburtenstarke Jahrgang in Rente geht, dem dann bis 2035 alle geburtenstarken Jahrgänge mit insgesamt über 23 Millionen Personen folgen werden[15].

Die Diskussion über steigende Krankenkassenbeiträge ist voll entbrannt. Nach Lauterbach müssen sich Krankenversicherte an dauerhaft steigende Beiträge gewöhnen[16]. Gleichzeitig wird von der SPD die Rückkehr zur Parität gefordert, der Finanzierung der GKV-Beiträge paritätisch von Arbeitgebern und Arbeitnehmern[17], eine Forderung, die von der Union mit dem Hinweis auf den Koalitionsvertrag und die damit verbundene Belastung der Wirtschaft abgelehnt wird[18].

---

[13] Handelsblatt vom 20.03.2015: Das Milliarden-Loch.
[14] Ärzte-Zeitung vom 25.02.2015: BVA erwartet spürbar steigende Krankenkassenbeiträge.
[15] Pressemitteilung des Instituts für Mikrodaten-Analyse vom 18.11.2013: Zukünftige Finanzierung der GKV.
[16] Berliner Morgenpost vom 27.08.2015, Lauterbach: Steigende Kassenbeiträge sind Zukunftsentwicklung.
[17] Ärzte-Zeitung vom 28.08.2015: SPD will zurück zur Parität.
[18] Ärzte-Zeitung vom 27.08.2015: Maria Michalk warnt vor Panikmache.

> ❯ Es bleibt festzustellen, dass die Anforderungen an Leistungen der GKV erheblich steigen, was drei Konsequenzen haben kann: höhere Beitragssätze, Leistungseinschränkungen oder Steuermittel. Anders sieht es Bundesgesundheitsminister Gröhe, der trotz eines Defizits bei den Krankenkassen und beim Gesundheitsfonds die Finanzlage des GKV-Systems als »unverändert stabil« bewertet[19].

Höheren Beitragssätzen sind Grenzen gesetzt. Leistungseinschränkungen in der Gesetzlichen Krankenversicherung werden im letzten Teil dieses Buches behandelt, Steuermittel im folgenden Kapitel.

2.3.5 Steuermittel für die Gesetzliche Krankenversicherung

Vorbemerkung In der Diskussion über die Finanzierbarkeit der Gesetzlichen Krankenversicherung wird immer wieder gefordert, Defizite der GKV durch Steuermittel auszugleichen. Dies kann nicht erwartet werden. Zur Begründung sollen Verpflichtungen des Staates und Politikbereiche mit ihren Forderungen nach Steuermitteln oder ihren Bedarf an Steuermitteln, vorzugsweise bezogen auf den Bundeshaushalt, dargestellt werden. Betroffen sind aber ebenfalls Länder und kommunale Gebietskörperschaften, deren Forderungen nach Mitteln aus dem Bundeshaushalt zunehmen. Gründe sind u. a. eine wachsende Verschuldung und steigende Ausgaben zum Beispiel für die kommunale Infrastruktur und für Asylbewerber und Flüchtlinge.

Bundeshaushalt 2015 liegt der Bundeshaushalt nach dem Finanzplan des Bundes bei 301,6 Milliarden Euro. Erklärtes Ziel der Bundesregierung ist eine schwarze Null, keine neuen Schulden. Bereits 2015 wird voraussichtlich eine Situation erreicht, die mit der grundgesetzlich festgelegten Schuldenbremse erst 2016 erreicht werden muss. Bei den Ausgaben wachsen seit 1992 die über den Bundeshaushalt finanzierten Sozialausgaben schneller als das Bruttoinlandsprodukt. Der Sozialstaat, so schreibt die Frankfurter Allgemeine Zeitung vom 03.08.2015, wächst schneller als die Wirtschaft.

Rente Größter Ausgabenposten und der höchste Zuschuss aus dem Bundeshaushalt ist der Zuschuss zur gesetzlichen Rentenversicherung in Höhe von 61,4 Milliarden Euro im Jahr 2014. Im Jahr 2010 betrug der Zuschuss 80,9 Milliarden Euro. Bedingt durch die Rentenreform der früheren großen Koalition mit einem Absenken des Netto-Rentenniveaus[20] von 52,6 Prozent im Jahr 2001 auf 43 Prozent im Jahr 2030[21] wird ein steigender Zuschuss des Bundes an die gesetzliche Rentenversicherung erwartet, soll ein bestimmtes Rentenniveau gehalten werden.

---

[19] Ärzte-Zeitung vom 04.12.2014, GKV-Finanzen: Gröhe sieht trotz Defizits stabile Lag.

[20] Das Rentenniveau gibt die Standardrente an. Das individuelle Rentenniveau kann davon erheblich abweichen. Die Standardrente beruht auf einer Modellrechnung: Es ist die Rente, die ein Versicherter bei 45 anrechnungsfähigen Versicherungsjahren erhält, wenn er im Verlauf dieser Zeit ein Entgelt in Höhe des Durchschnittsentgelts aller Versicherten bezogen hat, also in der Summe 45 Entgeltpunkte aufweist.

[21] Daten bis 2008: Deutsche Rentenversicherung Bund, Rentenversicherung in Zeitreihen 2012. Daten ab 2008: Bundesregierung, Rentenversicherungsbericht 2014.

Asylbewerber und Flüchtlinge Die Zuwanderung von Asylbewerbern und Flüchtlingen steigt. 2015 werden bis zu 800.000 erwartet. Damit nehmen die Ausgaben für Asylbewerber und Flüchtlinge auch für die medizinische Versorgung zu. Im Notfall erhalten Asylbewerber medizinische und zahnmedizinische Versorgung. Nach 15 Monaten Aufenthalt haben Asylbewerber den gleichen Anspruch auf medizinische und zahnmedizinische Versorgung wie Versicherte der Gesetzlichen Krankenversicherung. Die Kosten trägt das Sozialamt. SPD-Abgeordnete des Bundestages fordern eine Krankenversicherungskarte ohne zeitlichen Verzug, was Brandenburg ab 2016 einführen will[22] und andere Länder bereits eingeführt haben, etwa Bremen, Hamburg und Nordrhein-Westfalen.

Zuständig für die Versorgung von Asylbewerbern und Flüchtlingen sind z. B. in Schleswig-Holstein die Kreise und kreisfreien Städte. Ihnen wurde vom Land die Erfüllung nach Weisung übertragen. Die Kreise wiederum können bestimmen, dass kreisangehörige Städte, Ämter und amtsfreie Gemeinden die den Kreisen obliegenden Aufgaben durchführen. Die Kreise und kreisfreien Städte tragen die Kosten für die von ihnen zu erfüllenden Aufgaben, soweit sie nicht vom Land erstattet werden. Der Bund will sich 2015 und 2016 mit sechs Milliarden Euro an den Kosten beteiligen.

Bildung Alle Parteien fordern höhere Ausgaben für die Bildung. Es laufen Überlegungen zur verstärkten Einbindung des Bundes in die Ausgaben für Bildung, insbesondere der Bundesländer.

Eingliederungshilfe für Behinderte Behinderte Menschen haben Anspruch auf Teilhabe nach SGB IX »Rehabilitation und Teilhabe behinderter Menschen«. In Schleswig-Holstein war 2014 im Landeshaushalt die Eingliederungshilfe für Menschen mit Behinderung mit über 600 Millionen Euro der größte Einzelposten neben den Personalausgaben. Bis 2020 werden die Ausgaben voraussichtlich auf 780 Millionen Euro steigen[23]. Bundesweit macht die Eingliederungshilfe für Behinderte mit fast 50 Prozent den mit Abstand größten Anteil an der Sozialhilfe aus, mit stark steigender Tendenz[24].

Die Bundesregierung plant mit einem neuen Bundesteilhabegesetz neue Leistungen mit zusätzlichen Ausgaben für Behinderte[25]. Durch den medizinischen Fortschritt und eine sich ständig verbessernde medizinische Versorgung wird sich mit der Zunahme von Behinderten im geringen und hohen Alter der Anteil von Behinderten an der Gesamtbevölkerung erhöhen.

Pensionen Pensionäre haben einen Rechtsanspruch auf eine Pension. Nach Raffelhüschen belaufen sich die in die Haushaltsplanung von Bund und Bundesländern nicht eingerechneten Versorgungsverpflichtungen für Beamte bis 2050 auf rund 1,3 Billionen Euro[26]. Die Welt am Sonntag vom 08.09.2013 titelt: »Pensionen, die tickende Zeitbombe.«

[22] Die Tageszeitung vom 19.02.2015: Piraten setzen alles auf eine Karte.
[23] Der Steuerzahler vom Januar 2015: Wohlfahrt nur für die großen Verbände?
[24] Ich danke Herrn Kersten, Geschäftsführer des Bundes der Steuerzahler Schleswig-Holstein e. V., für die Ermittlung der Daten.
[25] Frankfurter Allgemeine Zeitung vom 21.07.2015: Finanzpoker um Hilfen für Behinderte.
[26] Benz T, Hagist C, Raffelhüschen B: Ausgabenprojektion und Reformszenarien der Beamtenversorgung in Deutschland. Studie im Auftrag des Bundes der Steuerzahler. Forschungszentrum Generationenverträge. Berlin 2011.

Gesetzliche Krankenversicherung 2004 wurde ein Bundeszuschuss an die GKV von 14 Milliarden Euro zur Abdeckung von versicherungsfremden Leistungen eingeführt und 2013 zur Konsolidierung des Bundeshaushalts auf 11,5 Milliarden Euro gekürzt. In Zukunft beträgt der Zuschuss wieder 14 Milliarden Euro.

Infrastruktur in den Bundesländern Beispielhaft für alle Bundesländer werden Angaben für Schleswig-Holstein gemacht. Die Situation stellt sich zwar in jedem Bundesland anders dar, die Probleme sind jedoch identisch. Die Landesregierung Schleswig-Holstein hat im Dezember 2014 einen Infrastrukturbericht Schleswig-Holstein vorgelegt. Der Bericht enthält eine Bestandsaufnahme über den notwendigen Sanierungs- und Investitionsbedarf, für den das Land die alleinige oder überwiegende Verantwortung trägt. Der Mittelbedarf betrifft insbesondere Verkehrssysteme, Wasserbau, Bildungswesen, Gesundheitswesen, sonstige Landesliegenschaften, Digitalfunk und Kultur. Für den Zeitraum von 2015 bis 2024 wird ein Mittelbedarf von 4,85 Milliarden Euro für den bereits quantifizierbaren Bedarf angegeben. Hinzu kommt der Mittelbedarf für weitergehende energetische Sanierungen von Landesliegenschaften, für Schienen- und Radverkehr sowie für den öffentlichen Anteil am Ausbau der Landesinfrastruktur Elektromobilität. Von dem quantifizierbaren Bedarf von rund 4,85 Milliarden Euro können ca. 2,72 Milliarden Euro abgedeckt werden, sodass die Finanzierung von rund 2,13 Milliarden Euro aussteht. Der Deckungsgrad der Finanzierung beträgt 56 Prozent.

Schleswig-Holstein ist mit rund 2,8 Millionen Einwohnern eines der kleinsten Bundesländer. Entsprechend höher könnte der Bedarf in bevölkerungsreicheren Bundesländern sein.

Verkehrsinfrastruktur Das Institut der deutschen Wirtschaft schätzt, dass in den kommenden zehn Jahren bundesweit insgesamt rund 40 Milliarden Euro allein in die Verkehrsinfrastruktur investiert werden müssten, um den Sanierungsstau der Vergangenheit aufzulösen. Eine vollständige Bestandsaufnahme des Infrastrukturbedarfs von Kommunen, Ländern und Bund gibt es nicht. Spürbar ist aber, dass sich der Zustand von Straßen, Wasserstraßen, Brücken und Tunneln in den letzten Jahren zunehmend verschlechtert hat. In den letzten Jahrzehnten wurde erkennbar zu wenig in den Erhalt investiert[27].

Innere Sicherheit Ausgelöst durch die Terrorangriffe der jüngsten Vergangenheit wurde in Bund und Ländern der Abbau insbesondere der Polizei gestoppt. Es wird jetzt verstärkt in den Personalausbau und in die technische Ausstattung investiert, mit längerfristigen finanziellen Auswirkungen auf die Haushalte.

Äußere Sicherheit Die internationale Sicherheitslage hat dazu geführt, dass der Abbau der Bundeswehr beendet worden ist. Jetzt wird verstärkt in die technische Ausstattung der Bundeswehr investiert, das Personal wird aufgestockt. Dies hat langfristige finanzielle Auswirkungen auf den Bundeshaushalt. In einem NATO-Beschluss, letztmalig mit der Erklärung des NATO-Gipfels am 05.09.2014 in Wales bekräftigt, hat sich auch die Bundesrepublik Deutschland verpflichtet, 2 Prozent des Bruttoinlandsprodukts für die Verteidigung auszugeben. 2014 hat Deutschland 32,44 Milliarden Euro und damit 1,2 Pro-

---

[27] Bericht der Landesregierung: Infrastrukturbericht Schleswig-Holstein, Drs. 18/2558, Finanzministerium Schleswig-Holstein, 10.12.2014.

zent des Bruttoinlandsprodukts für Verteidigung ausgegeben, eine Minderausgabe gegenüber dem Soll von 25 Milliarden Euro.

Sozialhilfe Nach Angaben des Statistischen Bundesamtes wurde 2013 mit rund 27 Milliarden Euro der bisher höchste Betrag für Sozialhilfe ausgegeben, vorrangig für Eingliederungshilfe für Behinderte, die Grundsicherung im Alter und bei Erwerbsminderung sowie Hilfe für Pflege. Hinzu werden die Ausgaben für Asylbewerber und Flüchtlinge kommen. Der Bund hat Länder und Kommunen bereits entlastet. So wurden die kommunalen Nettoausgaben für die Grundsicherung im Alter und bei Erwerbsminderung vollständig vom Bund übernommen, 2014 rund 1,6 Milliarden Euro. Geplant ist ein Bundesteilhabegesetz zur weiteren Entlastung von Ländern und Kommunen und einer entsprechenden dauerhaften Belastung des Bundes zunächst von 7 Milliarden Euro. Nach einer jüngsten Studie der Bertelsmann-Stiftung betrugen 2012 die Summe aller Sozialausgaben der Kommunen 78 Milliarden Euro, in den letzten 10 Jahren eine Steigerung über 50 Prozent und in Flensburg als Spitzenreiter 58 Prozent des Haushalts[28]. Die Sozialausgaben insgesamt enthalten neben der Sozialhilfe Ausgaben z. B. für Wohnkosten von Hartz-IV-Empfängern und Ausgaben für Kinder- und Jugendhilfe. Der Koalitionsvertrag der großen Koalition stellt den Kommunen ab 2018 eine Entlastung von 5 Milliarden Euro jährlich aus Bundesmitteln in Aussicht, ein Betrag, der als nicht ausreichend angesehen wird. Weitere Ausgabenblöcke sind:

- Natur- und Klimaschutz
- Netzausbau der digitalen Infrastruktur
- Bekämpfung weltweit auftretender Seuchen nach den Erfahrungen mit der Ebola-Infektion
- internationale Verpflichtungen z. B. in der Europäischen Union

Verschuldung der öffentlichen Haushalte Am 30.06.2014 betrug die Verschuldung der öffentlichen Haushalte 2,044 Billionen Euro. Die höchste Verschuldung hatte der Bund mit 1,287 Billionen, gefolgt von den Bundesländern mit 619 und den Gemeinden mit 139 Milliarden. Allein von 1991 bis 2013 ist die Gesamtverschuldung der öffentlichen Haushalte von 599,5 Milliarden auf 2,038 Billionen gestiegen.

Für Schulden in Höhe von 1,74 Billionen Euro (Bund, Länder und Gemeinden) waren 69 Milliarden Euro Zinsen zu zahlen (2012). Der Bund zahlt 2015 einen Betrag von 26,8 Milliarden Euro an Zinsen. Die Belastung der öffentlichen Haushalte durch Zinsen wird durch die Niedrigzinspolitik der Europäischen Zentralbank erleichtert. Kommt es zu einem Anstieg der Zinsen, haben alle öffentlichen Haushalte höhere Ausgaben für Zinsen.

Ab 2016 gilt für den Bundeshaushalt und auch für die meisten Landeshaushalte eine grundgesetzlich oder landesverfassungsrechtlich festgelegte Schuldenbremse. Eine Schuldenbremse auch für kommunale Gebietskörperschaften ist im Gespräch.

Schulden der öffentlichen Haushalte sind eine Belastung künftiger Generationen, deren Spielraum durch die Ausgabenpolitik früherer Generationen eingeschränkt wird.

Schlussfolgerung Niemals wird es einen Bundeshaushalt geben, der die Wünsche aller Politikbereiche erfüllen kann. Die Politikbereiche haben Forderungen, die über die Mög-

---

[28] Bertelsmann Stiftung: Kommunale Sozialausgaben. Für und Wider einer Bundesbeteiligung, Ausgabe 3/2015.

lichkeiten des Bundeshaushalts wie der Haushalte von Ländern und Kommunen hinaus-
gehen. Forderungen zur Subventionierung der Gesetzlichen Krankenversicherung über
den bisherigen Bundeszuschuss hinaus stehen in Konkurrenz zu Forderungen anderer
Politikbereiche, aber auch zur Erfüllung gesetzlicher Verpflichtungen wie Pensionen. In
dieser Situation kann die Gesetzliche Krankenversicherung keine Defizitfinanzierung aus
Steuermitteln erwarten.

2.4   Medizinischer Fortschritt

Uneingeschränkt wird die Umsetzung des medizinischen Fortschritts für alle ohne An-
sehen der Person gefordert und so auch umgesetzt. Die Kosten des medizinischen Fortschritts sind hoch. Dies trifft insbesondere auf Arzneimittel zu. Eine Studie aus dem Jahr
2012 über die teuersten Arzneimittel der Welt nennt Kosten pro Patient und Jahr bis zu
319.769 Euro[29]. Aber auch in Deutschland werden für bestimmte Krebskrankheiten jährlich 100.000 Euro und mehr für die Arzneimittelbehandlung ausgegeben. Gefordert werden Arzneimittel auch für seltene Krankheiten, die insgesamt jedoch häufig sind. Die
Allianz Chronischer Seltener Erkrankungen (ACHSE) schätzt ihre Zahl in Deutschland
auf ca. vier Millionen[30]. Pharmaunternehmen wenden sich verstärkt der Entwicklung von
Arzneimitteln gegen seltene Krankheiten zu. 2015 führte allerdings der Preis für eine
Therapie eines einzigen Patienten mit der seltenen Krankheit Lipoproteinlipase-Defi-
zienz zu einer öffentlichen Diskussion darüber, was Arzneimittel kosten dürfen[31]. Das
Europäische Büro der Weltgesundheitsorganisation fürchtet, dass hochpreisige Arznei-
mittelinnovationen vor allem gegen Krebs, Hepatitis C und seltene Krankheiten die Gesundheitssysteme ärmerer europäischer Länder überfordern können[32]. Auch Innovatio-
nen in der Medizintechnik und dabei besonders in der Strahlendiagnostik und Strahlen-
therapie sind teuer, wenn auch vergleichsweise geringer als im Arzneimittelbereich.

> ❯ Innovationen, wichtigste Grundlage des medizinischen Fortschritts, sind teuer
> und werden eher noch teurer. Die Umsetzung des medizinischen Fortschritts hat
> damit seinen Preis. Bei der Frage, wie in Zukunft begrenzte Mittel für die Gesund-
> heitsversorgung eingesetzt werden sollen, steht auch der medizinische Fortschritt
> zur Disposition. Die Kosten-Nutzen-Bewertung wird daher an Bedeutung gewin-
> nen. Hinsichtlich des Einsatzes neuer und teurer Arzneimittel besonders bei Krebs-
> krankheiten, aber auch bei allen anderen Krankheiten, sind bei der Diskussion
> über Leistungseinschränkungen ethische Diskussionen zu erwarten.

2.5   Fachkräftemangel im Gesundheitswesen

Von den Berufen im Gesundheitswesen haben Ärzte und Pflegekräfte die längste Tradition. Sie sind die größten Berufsgruppen im Gesundheitswesen, und nur sie werden hier
behandelt.

---

[29] Bild vom 09.11.2012.
[30] www.achse-online.de
[31] Neues Deutschland vom 17.04.2015: Galgenfrist für die Krankenkassen.
[32] Ärzte-Zeitung vom 30.03.2015: WHO in Sorge wegen teurer Arznei-Innovationen.

Ärzte PricewaterhouseCoopers errechnet für 2030 einen Fehlbedarf von 165.000 Ärzten. Die Kassenärztliche Bundesvereinigung geht davon aus, dass bis 2020 allein im ambulanten Bereich rund 52.000 Ärzte ersetzt werden müssen, davon 24.000 Hausärzte. Wegen des Nachwuchsmangels würden schon bald vor Ort die notwendigen Ärzte fehlen, eine Prognose, die sich bereits bestätigt hat. Es wird zunehmend schwieriger, freiwerdende Arztsitze im ländlichen Raum und dabei besonders von Hausärzten wiederzubesetzen. Nach Dänzer, ehemaliger Präsident der Deutschen Krankenhausgesellschaft, waren 2013 in Krankenhäusern 6.000 Arztstellen unbesetzt. Montgomery, Präsident der Bundesärztekammer, stellte 2014 fest: »Der Ärztemangel und der Mangel an Arztstunden sind keine Prognose mehr, sondern in vielen Regionen Deutschlands längst Realität.«[33]

Die Diskussion ist strittig. Vertreter von Krankenkassen weisen darauf hin, dass sich die Zahl berufstätiger Ärzte ständig erhöht habe und weiter steigt. Im niedergelassenen Bereich gäbe es keine generelle Unterversorgung, sondern ein Verteilungsproblem mit einer Überversorgung in Städten. Aufgabe der Kassenärztlichen Vereinigungen sei es daher, Überversorgung in Städten abzubauen und damit Unterversorgung in ländlichen Gebieten zu kompensieren.

Die letzte Kontroverse betraf die Arztzahlen von 2014. Die Zahl berufstätiger Ärzte ist von 2013 auf 2014 um 2,2 Prozent auf 365.247 gestiegen. »Etwas mehr und doch zu wenig«, kommentiert Montgomery diese Zahlen und meint, dass dieses leichte Plus bei Weitem nicht ausreicht, um die Lücken in der ärztlichen Versorgung zu schließen[34]. Der Vorsitzende des AOK-Bundesverbands reagiert mit der Aussage: »Defizit-Analyse der Ärzteschaft hat Tradition.«[35]

Aussagekräftiger ist die Relation Arzt zu Einwohner. 1960 kamen auf einen Arzt 786, im Jahr 2000 dann 279 und 2014 nur noch 221 Einwohner[36].

Diese Zahlen scheinen die Auffassung der Krankenkassen zu bestätigen, doch ist die Situation komplex und zahlenmäßig nicht zu erfassen. Es gibt Entwicklungen, die deutlich machen, dass allein die Zahl berufstätiger Ärzte kein eindeutiger Indikator für die Bedarfsdeckung an ärztlichen Leistungen ist. Eine Aufgliederung der niedergelassenen Ärzte nach Allgemeinarzt/Praktischer Arzt und nach übrigen Gebietsärzten für 1970 ergibt, dass der Anteil der Allgemeinärzte/Praktischer Ärzte 57,0 Prozent betrug, 2013 nur noch 33,8 Prozent. Es ist also eine Verschiebung nach heutiger Sprachregelung von Hausärzten zu Fachärzten erfolgt. Im Bundesgebiet hat sich von 1990 bis 2013 dieses Verhältnis von 43,5 Prozent Hausärzte zu 56,5 Prozent Fachärzte auf 35,0 zu 65,0 Prozent verändert. Dieser Prozess geht auch nach den Berufswünschen von Medizinstudierenden weiter. Wir stehen also vor einem Mangel an Allgemeinärzten und insgesamt, einschließlich hausärztlich tätiger Internisten, an Hausärzten. Auch dies ist Ausdruck einer immer weitergehenden Spezialisierung in der ärztlichen Berufsausübung, eine Folge auch des medizinischen Fortschritts. So gibt es heute in der ärztlichen Tätigkeit 106 Qualifizierungen nach der Weiterbildungsordnung für Ärzte und damit 106 Spezialgebiete mit einem zusätzlichen Zeitbedarf für Kooperation und Kommunikation, insgesamt mit einem weitaus höheren Bedarf an Ärzten als bei weniger Fachrichtungen.

---

[33] Ärzte-Zeitung vom 14.04.2014: Immer mehr Ärzte in Teilzeit.
[34] Deutsches Ärzteblatt 2015; 112(16): C-577: Ärztemangel bleibt bestehen.
[35] AOK-Medienservice vom 16.04.2015, Graalmann: Defizit-Analyse der Ärzteschaft hat Tradition.
[36] Statistik der Bundesärztekammer und des Statistischen Bundesamtes.

Ein weiterer Faktor ist die zunehmende Zahl von Ärztinnen mit mutterschaftsbedingten Ausfallzeiten sowie veränderte Berufswünsche jüngerer Ärzte nach mehr Teilzeitarbeit, Vereinbarkeit von Familie und Beruf mit geregelter Arbeitszeit und Tätigkeit in einem Angestelltenverhältnis. Dies sind nicht quantifizierbare Faktoren hinsichtlich des Bedarfs an Ärzten.

Es wird empfohlen und versucht, Lücken durch ausländische Ärzte zu schließen, und dies vorzugsweise im Krankenhaus. Die wichtigste Barriere sind unzureichende Sprachkenntnisse.

Wenn auch Versorgungslücken durch ausländische Ärzte gefüllt werden können, ein vollständiger Ausgleich des Mangels an Ärzten durch ausländische Ärzte ist nicht zu erreichen.

Die meisten ausländischen Ärzte kommen aus Ländern der Europäischen Union (EU). Von der EU-Kommission wird darauf hingewiesen, dass 2020 den europäischen Ländern insgesamt bis zu zwei Millionen Arbeitskräfte im Gesundheitssektor fehlen könnten, eine Auswirkung auch der Alterung in diesen Ländern. Dies bedeutet, dass wir unseren Bedarf an Ärzten zulasten der Versorgung der Bevölkerung in den Ländern decken, aus denen diese Ärzte kommen.

> Was gilt, ist die Wirklichkeit, ein ungedeckter Bedarf an Ärzten im Krankenhaus und in der ambulanten ärztlichen Versorgung und dabei besonders an Allgemeinärzten, an Hausärzten. Keine Maßnahme der Kassenärztlichen Vereinigungen zum Abbau von Überversorgung in Städten wird diese Situation grundlegend ändern können.

Pflegekräfte Das Statistische Bundesamt rechnet damit, dass 2025 etwa 132.000 Pflegekräfte im Krankenhaus und in der Altenpflege fehlen. PricewaterhouseCoopers rechnet mit 400.000 fehlenden Pflegekräften bis 2030. Nach einer Studie der Bertelsmann-Stiftung könnten ebenfalls 2030 rund 500.000 Pflegekräfte fehlen. In ▶ Abschn. 2.6 »Versorgung Pflegebedürftiger« wird bis 2060 ein Bedarf von 1,4 Millionen Pflegekräften allein für die Versorgung Pflegebedürftiger ermittelt, mehr als eine Verdoppelung der heutigen Zahl.

Auch in Bezug auf Pflegekräfte wird gefordert, den Bedarf durch ausländische Pflegekräfte zu decken. Dies stößt auf die gleiche Sprachbarriere wie bei Ärzten. Im Übrigen gilt auch hier der Hinweis der EU-Kommission, dass der Bedarf an Gesundheitsberufen in allen Ländern Europas steigt. Allerdings wird bei Pflegekräften auch im außereuropäischen Ausland und vor allem in asiatischen Ländern geworben.

> Bei der Beurteilung des Fachkräftemangels insgesamt ist nicht allein die prognostizierte oder errechnete Zahl von Bedeutung. Was gilt, sind Größenordnung und Tendenz. Der künftige Bedarf an Ärzten und an Pflegekräften wird bei unveränderten Versorgungsstrukturen nicht zu decken sein. Gründe sind insbesondere die Bevölkerungsentwicklung mit einer Abnahme der Personen im erwerbsfähigen Alter mit einer sich verringernden nachwachsenden Generation. Jede Forderung nach mehr Personal trifft auf gleiche Forderungen anderer Bereiche, z. B. in der Polizei, in Justizvollzugsanstalten, in der Bundeswehr, in Kindertagesstätten, Schulen und Universitäten. Es kommen hinzu die Klagen aus vielen Wirtschaftsbereichen, dass der Personalbedarf nicht mehr zu decken ist. Alle Berufe in unserer Gesellschaft stehen in Konkurrenz zueinander. Auf diese Situation muss sich das Gesund-

heitswesen einstellen. Dabei kommt den Arbeitsbedingungen eine besondere
Bedeutung zu, und dies im weitesten Sinne und damit nicht nur in Bezug auf das
Einkommen.

2.6   Versorgung Pflegebedürftiger

Pflegebedürftige in Zahlen Die Zahl Pflegebedürftiger wird von 2,5 Millionen im Jahr
2011 bis auf 4,6 Millionen im Jahr 2050 steigen und im Jahr 2060 dann um 77.000 zurück-
gehen. Von den 75- bis unter 90-Jährigen sind ein Fünftel, von den über 90-Jährigen 62
Prozent pflegebedürftig mit einer Zunahme von Schwer- und Schwerstpflegebedürftigen.
Der prozentuale Anstieg Pflegebedürftiger je 100.000 Einwohner macht deutlich,
worauf sich unsere Gesellschaft einstellen muss. Für Pflegestufe I (erheblich pflegebedürftig) ist bis 2060 ein Zuwachs von 119 Prozent, für Pflegestufe II (schwerpflegebedürftig)
von 142 Prozent und für Pflegestufe III (schwerstpflegebedürftig) von 137 Prozent zu
erwarten.

Häusliche Pflege Es ist der Wunsch wohl aller Pflegebedürftiger, so lange wie möglich im
häuslichen Milieu und erst so spät wie nötig in einem Pflegeheim versorgt zu werden. Dies
wird zunehmend schwieriger. Die Familienstrukturen ändern sich. Mehrere Generationen unter einem Dach werden eher die Ausnahme. Die Mobilität nimmt zu, was zu unterschiedlichen Wohnorten von Familienangehörigen führt.

Von besonderer Bedeutung ist die Zunahme von Einpersonenhaushalten. Nach Berechnungen des Statistischen Bundesamtes steigt die Zahl der Einpersonenhaushalte
bundesweit bis 2030 auf 43 Prozent. In Großstädten liegt ihr Anteil schon heute bei 50
Prozent.

Rund zwei Drittel der Pflegebedürftigen werden zu Hause versorgt, mit oder ohne
einen ambulanten Pflegedienst. Die Zahl der durch einen ambulanten Pflegedienst zu
versorgenden Pflegebedürftigen wird sich bei dieser Situation bis 2060 verdoppeln und
damit in etwa auch der Bedarf an Pflegekräften in der ambulanten Pflege.

Stationäre Pflege in Pflegeheimen Nach Pattloch[37] hat von 1999 bis 2007 der Anteil von
Frauen in Pflegeheimen um 1,2 und von Männern um 0,4 Prozent zugenommen. Der
Heimeintritt erfolgt in einem höheren Alter, 1999 bei Frauen im Alter von 79,9 Jahren,
um 2011 von 81,7 Jahren, bei Männern 1999 mit 74,5 und 2011 mit 77,6 Jahren. Die
Verweildauer in Pflegeheimen betrug 1999 bei Frauen 11,8 Monate, bei Männern 3,8
Monate, 2011 bei Frauen 14,4 und bei Männern 5,5 Monate. Später in ein Pflegeheim zu
gehen und durch die höhere Lebenserwartung länger im Pflegeheim zu bleiben, ist eine
weitere Erklärung für die Zunahme schwer- und schwerstpflegebedürftiger Pflegeheim-
bewohner. Insgesamt ergibt sich aus dieser Studie ein zunehmender Bedarf an Pflegeheimplätzen.

2011 gab es 876.000 Pflegeheimplätze für 743.200 stationär betreute Pflegebedürftige
mit Pflegestufe, 2060 werden rund 1,6 Millionen Pflegeheimplätze erforderlich sein. Bei
Investitionskosten von heute 87.500 Euro je Heimplatz und einem Bedarf von zusätzlich

---

37 Pattloch D: Verweildauer in vollstationärer Dauerpflege 1999-2011: Eine bevölkerungsbezogene Analyse. Gesundheitswesen 2014; 76: 722–726.

75.000 Pflegeheimplätzen bis 2060 ergibt sich rein rechnerisch ein Investitionsbedarf von 77 Milliarden Euro; werden die derzeitigen Überkapazitäten bei Pflegeheimplätzen berücksichtigt, von 65 Milliarden Euro. Die Auslastung der Pflegeheime müsste dann 100 Prozent betragen. Hinzu kommen Investitionen für Sanierungs- und Ersatzbedarf.

> Im ambulanten Bereich wird vielfach aus der familienergänzenden eine familienersetzende Pflege. Dies ist nur bedingt möglich. Es ist zu erwarten, dass sich die Relation von ambulant zu stationär betreuten Pflegebedürftigen hin zu mehr stationärer Pflege verändert. Damit steigt zusätzlich der Bedarf an Pflegeheimplätzen.

Alternative Versorgungsformen Für die stationäre Versorgung Pflegebedürftiger gibt es drei Stufen: das Altenwohnheim, das Altersheim und das Pflegeheim. Am häufigsten ist die Wahl eines Pflegeheims mit vollstationärer Dauerpflege. Es entwickelt sich jedoch mehr und mehr eine Wohnform, die als betreutes Wohnen bezeichnet wird, mit unterschiedlichen Bezeichnungen wie Seniorenheim, Seniorensitz, Seniorenresidenz oder Seniorenstift, aber im Wesentlichen mit dem gleichen Konzept. Üblich ist ein vertraglich geregeltes Betreuungsangebot, das bis zur Versorgung im Pflegefall reicht. Damit braucht bei Pflegebedürftigkeit der Wohnsitz nicht gewechselt zu werden. Es setzt sich immer mehr eine an den Wünschen des Bewohners orientierte Betreuung durch: Gepflegt wird, wo gewohnt wird.

Durch örtliche Initiativen entstehen bundesweit unterschiedliche Wohngemeinschaften für Ältere und Pflegebedürftige, auch generationenübergreifend. Es bleibt abzuwarten, wie viele dieser Einrichtungen von Dauer sind. In welchem Umfang damit die konventionelle ambulante und stationäre Pflege entlastet wird, ist offen.

Pflegekräfte 2011 waren rund 673.000 Vollzeitpflegekräfte in der ambulanten und stationären Pflege von Pflegebedürftigen tätig. Der Bedarf wird sich bis 2060 auf rund 1,4 Millionen mehr als verdoppeln mit einer höheren Steigerungsrate im stationären Bereich. Da viele Pflegekräfte in Teilzeit arbeiten, ist der absolute Bedarf an Pflegekräften höher als die errechnete Zahl von 1,4 Millionen Vollzeitpflegekräften.

Es wird versucht, den ungedeckten Bedarf an Pflegekräften besonders in der stationären Pflege wie im Krankenhaus durch ausländische Pflegekräfte zu decken. Dies kann die Situation entlasten, das Problem jedoch nicht lösen. Bei der Anwerbung ausländischer Pflegekräfte ist der global geltende Verhaltenskodex der World Health Organization (WHO) für die Anwerbung von Gesundheitsfachleuten zu berücksichtigen. Dieser Kodex untersagt es, Pflegepersonal aus Ländern zu rekrutieren, in denen ebenfalls ein Personalnotstand herrscht. Kritisch ist auch die Anwerbung aus Ländern zu bewerten, denen eine ähnliche demografische Entwicklung wie in Deutschland bevorsteht.

Soziale Pflegeversicherung Die Ausgaben der Sozialen Pflegeversicherung werden nach eigenen Berechnungen[38] allein demografiebedingt und ohne neue Leistungen mit zusätzlichen Ausgaben von 21,5 Milliarden im Jahr 2010 auf 41,6 Milliarden im Jahr 2060 steigen.

Der Beitragssatz ist am 01.01.2015 für Versicherte mit Kindern von 2,05 auf 2,35 Prozent und für Kinderlose von 2,3 auf 2,6 Prozent gestiegen. Mit der Ausweitung von

---

[38] Beske F: Bewusst älter werden. Bewusst älter sein. Ein Ratgeber zur Vorbereitung auf das Alter und zum Umgang mit dem Alter. Schriftenreihe/Fritz Beske Institut für Gesundheitssystemforschung, Bd. 124, Kap. 13. Kiel 2013.

Leistungen und der Einführung eines neuen Pflegebedürftigkeitsbegriffs soll der Beitragssatz frühestens 2017 auf 2,55 Prozent beziehungsweise 2,8 Prozent steigen. Die Soziale Pflegeversicherung ist eine Teilkostenversicherung. Dies ist nicht überall bekannt, was zu Irritationen führen kann, wenn ein Eigenanteil gefordert wird. Folge dieser Finanzierung sind steigende Ausgaben der Kommunen für Sozialhilfe.

Zusammenschau Die zu erwartende Verdoppelung der Pflegebedürftigen auf 4,6 Millionen im Jahr 2050 mit einem zusätzlichen Bedarf von 744.570 Vollzeitpflegekräften und eine allein demografisch und ohne die Finanzierung neuer Leistungen bedingte Erhöhung der Leistungsausgaben der Sozialen Pflegeversicherung von 21,9 auf 42,2 Milliarden Euro im Jahr 2060 geben einen Eindruck davon, was in der Versorgung Pflegebedürftiger zu erwarten ist. Dabei stellt der zahlenmäßige Anstieg von Pflegebedürftigen nur unzureichend die Belastung dar, die auf die Gesellschaft zukommt. Die tatsächliche Belastung zeigt der Anstieg Pflegebedürftiger je 100.000 Einwohner, in Pflegestufe I eine Zunahme von 119, in Pflegestufe II von 142 und in Pflegestufe III von 137 Prozent. 2060 werden damit 2,38 Millionen Pflegebedürftige mit Pflegestufe I, 1,57 Millionen mit Pflegestufe II und 0,57 Millionen mit Pflegestufe III zu versorgen sein.

2.7   Schlussfolgerung

Bevölkerungsentwicklung, Krankheitshäufigkeit und Versorgungsbedarf bei Krankheit, Versorgung Pflegebedürftiger und Finanzsituation der Gesetzlichen Krankenversicherung sprechen eine deutliche Sprache. Das Gesundheitswesen steht vor einschneidenden Veränderungen. Dabei geht es weniger um die einzelne Zahl oder eine bestimmte Prognose, es geht um Größenordnungen und Entwicklungstendenzen. Alles spricht dafür, dass der Versorgungsbedarf steigt und dass die Möglichkeiten zur Deckung dieses Bedarfs sinken, finanziell und personell. Die Schere zwischen Bedarf und Möglichkeiten der Bedarfsdeckung geht so weit auseinander, dass der heutige Leistungsumfang nicht mehr finanziert werden kann und das Fachpersonal fehlt. Dies wird vielfältige Maßnahmen erfordern. Dabei steht auch der Leistungskatalog der Gesetzlichen Krankenversicherung auf dem Prüfstand. Leistungseinschränkungen werden unvermeidlich sein.

Die Zeit vor der geregelten Gesundheitsversorgung

F. Beske, *Perspektiven des Gesundheitswesens*,
DOI 10.1007/978-3-662-48941_3_3, © Springer-Verlag Berlin Heidelberg 2016

Jede Zeit hat eine Zeit vor ihrer Zeit. Dies gilt auch für die Zeit einer geregelten Gesundheitsversorgung im Rahmen der sozialen Marktwirtschaft.

3.1   Gesundheitsversorgung im Wandel

Solange es Menschen gibt, hat es eine Gesundheitsversorgung gegeben. Ausgangspunkt der heutigen Situation in Deutschland ist die Einführung einer größere Teile der Bevölkerung umfassenden Pflichtversicherung für den Krankheitsfall. 1883 führte Reichskanzler Otto von Bismarck nach Ankündigung durch die Kaiserliche Botschaft vom 17.11.1881 mit dem Krankenversicherungsgesetz eine Krankenversicherungspflicht für Arbeiter ein. Der Leistungskatalog war begrenzt und beinhaltete neben dem zu damaliger Zeit vorrangigen Krankengeld ärztliche Behandlung, Arzneimittel, Brillen und andere Hilfsmittel, Krankenhausbehandlung und Unterstützung von Wöchnerinnen. Dies ist die Geburtsstunde der Gesetzlichen Krankenversicherung (GKV). Heute gibt es Versicherungspflicht für die gesamte Bevölkerung. Rund 90 Prozent sind in der Gesetzlichen Krankenversicherung, rund 10 Prozent in der Privaten Krankenversicherung (PKV) versichert. Der Leistungskatalog der GKV ist weltweit zum wohl umfangreichsten Leistungskatalog einer Gesetzlichen Krankenversicherung oder eines staatlichen Gesundheitssystems geworden.

3.2   Gesundheitswirtschaft

Von besonderer Bedeutung für die heutige Situation des Gesundheitswesens ist die Gesundheitswirtschaft. Der Begriff »Gesundheitswirtschaft« wird synonym mit dem Begriff »Gesundheitsmarkt« verwandt, und doch gibt es Unterschiede. Eine gesetzlich festgelegte oder allgemein anerkannte Definition beider Begriffe ist nicht bekannt. Nach allgemeinem Sprachgebrauch umfasst die Gesundheitswirtschaft alles, was für die Herstellung und Vermarktung von Gesundheitsgütern erforderlich ist, z. B. Produktionsstätten und Einrichtungen des Gesundheitswesens, der Gesundheitsmarkt alle Güter und Dienstleistungen, die der Gesundheit dienen, und damit das Handeln für die Gesundheit. Als erster Gesundheitsmarkt werden die Dienstleistungen z. B. der Gesetzlichen und Privaten Krankenversicherung bezeichnet, als zweiter Gesundheitsmarkt die privat finanzierten Leistungen des Gesundheitswesens.

Bedingt durch die Auswirkungen der Kriegs- und Nachkriegszeit blieben Umfang und Struktur der Gesundheitsversorgung in den ersten Jahren der Nachkriegszeit im Wesentlichen unverändert. Dies änderte sich mit dem Ende der Zwangswirtschaft am Tag der Währungsreform 1948 und der Einführung der sozialen Marktwirtschaft, verbunden mit dem Namen Ludwig Erhard. Es kam zu einer Wirtschaftsentwicklung, die als »Wirtschaftswunder« bezeichnet wird.

Diese Entwicklung hatte Auswirkungen auch auf das Gesundheitswesen, mit einer dem Wirtschaftswachstum vergleichbaren Entwicklung. Ergebnis einer über Jahrzehnte und letztlich bis heute anhaltenden Wechselwirkung verschiedener Faktoren wie Wirtschaftswachstum, medizinischer Fortschritt, Spezialisierung in der Medizin und dabei insbesondere bei Ärzten ist das heutige Gesundheitswesen. Es entwickelte sich eine Gesundheitsindustrie für Arzneimittel, Medizintechnologie und medizinische Hilfsmittel. Cum grano salis sind aber auch unabhängig von ihrer patientenorientierten Zweckbestimmung Einrichtungen der Gesundheitsversorgung wie Krankenhäuser, Arztpraxen und Apotheken wirtschaftlich handelnde Einrichtungen und damit Teil der Gesundheitswirtschaft. Das Gesundheitswesen wurde zu einem bedeutenden Wirtschaftsfaktor. Heute hat die Gesundheitswirtschaft eine herausragende Position in der deutschen Volkswirtschaft. Nach Angaben des Statistischen Bundesamtes wurden 2013 insgesamt 315 Milliarden Euro für Gesundheit ausgegeben, ein Anteil von 11,3 Prozent am Bruttoinlandsprodukt. Von 2007 bis 2012 betrug das jährliche Wachstum der Gesundheitswirtschaft im Durchschnitt 3,7 Prozent, der Gesamtwirtschaft nur 2,3 Prozent[1,2]. Die Ausgaben für Gesundheit wachsen damit überproportional.

»Jobmotor Gesundheit« ist das Schlagwort für den steigenden Anteil von Beschäftigten in der Gesundheitswirtschaft an der Gesamtzahl der Beschäftigten. In einer Veröffentlichung des Bundesministeriums für Gesundheit vom 20.12.2014 heißt es: »Die Gesundheitswirtschaft ist ein Beschäftigungsmotor.« 2014 gab es danach 5,2 Millionen Beschäftigte im Gesundheitswesen. Etwa jeder 8. Erwerbstätige arbeitete im Gesundheitswesen. Bei einer weiter gefassten Definition der Gesundheitswirtschaft, z. B. unter Einbeziehung von Wellness und Gesundheitstourismus, steigt die Zahl auf 6 Millionen, d. h. jeder 7. Erwerbstätige ist im Gesundheitswesen beschäftigt[3].

Einrichtungen der Gesundheitswirtschaft, gleichgültig ob Produktionsstätten oder Einrichtungen der Gesundheitsversorgung, führen zu Standortvorteilen. Dies kann ihre Schließung erschweren. So führt die beabsichtigte Schließung von Krankenhäusern zu Widerstand und Protest, nicht ohne Auswirkungen auf politische Entscheidungen.

Fazit Die Gesundheitswirtschaft ist zu einem bedeutenden Wirtschaftsfaktor geworden. Die zu erwartenden Einschränkungen in der Gesundheitsversorgung werden nicht ohne Folgen für die Gesundheitswirtschaft bleiben. Es ist damit auch von Seiten der Gesundheitswirtschaft mit Reaktionen auf Einschränkungen in der Gesundheitsversorgung zu rechnen.

> Einrichtungen der Gesundheitsversorgung sind zwar ein Wirtschaftsfaktor, die Entscheidung jedoch, ob eine Einrichtung überhaupt oder in anderer Form und Größe bestehen bleibt, muss sich ausschließlich an Notwendigkeiten der Gesundheitsversorgung orientieren, auch wenn damit wirtschaftliche Konsequenzen verbunden sein können. Es kann von einem Gesundheitswesen nicht erwartet werden, eigene Interessen in der Gesundheitsversorgung zurückzustellen, um wirtschaftlichen Belangen zu entsprechen.

3.3 Ökonomisierung der Gesundheitsversorgung

Die Gesundheitswirtschaft wie der Gesundheitsmarkt haben Nebenwirkungen, bezeichnet mit Begriffen wie Ökonomisierung oder Kommerzialisierung der Medizin. Ärztliches Handeln z. B. wird dabei nicht allein von medizinischen Erfordernissen bestimmt, sondern auch von ökonomischen Erwägungen. Gesundheit wird, so heißt es, zur Ware, der Arzt zum Verkäufer und der Patient zum Kunden. Nach Wikipedia, der freien Enzyklo-

---

[1] Statistisches Bundesamt, www.destatis.de.
[2] Ärzte-Zeitung online vom 05.09.2014: Gröhe adelt die Gesundheitswirtschaft.
[3] Bundesministerium für Gesundheit: »Jobmotor«.

pädie, bezeichnet der Begriff »Ökonomisierung« die Ausbreitung des Marktes samt seiner Prinzipien und Prioritäten auf Bereiche, in denen ökonomische Überlegungen in der Vergangenheit eine eher untergeordnete Rolle spielten.

Zunächst muss darauf hingewiesen werden, dass es in keinem Land der Welt und auch nicht in Deutschland eine uneingeschränkte Gesundheitsversorgung gibt oder geben kann. Kein Land der Welt verfügt über die hierfür erforderlichen Mittel. In jedem Land bestimmen die für ein Gesundheitswesen zur Verfügung stehenden Mittel Art und Umfang der Gesundheitsversorgung. Wirtschaftlichkeit und wirtschaftliches Handeln, die Abstimmung zwischen dem Bedarf und den für die Bedarfsdeckung vorhandenen Mitteln sind jedem Gesundheitswesen immanent. Dies gilt auch für die Gesetzliche Krankenversicherung. Das SGB V greift diese Problematik in § 12 unter der Überschrift »Wirtschaftlichkeitsgebot« auf. Satz 1 von § 12 lautet: »Die Leistungen müssen ausreichend, zweckmäßig und wirtschaftlich sein, sie dürfen das Maß des Notwendigen nicht überschreiten.« Und Satz 2 lautet: »Leistungen, die nicht notwendig oder unwirtschaftlich sind, können Versicherte nicht beanspruchen, dürfen die Leistungserbringer nicht bewirken und die Krankenkassen nicht bewilligen.« Treffender kann das Problem und können Problemlösungen nicht beschrieben werden.

Heute geht es um die Frage, wie bei begrenzten Mitteln und einem steigenden Versorgungsbedarf das erreicht werden kann, was in § 12 SGB V vorgegeben ist: Das Notwendige in einem ausreichenden Umfang leisten.

> Es muss anerkannt werden, dass die wirtschaftliche Situation und politisches Handeln in Deutschland zu einem Leistungskatalog der Gesetzlichen Krankenversicherung geführt haben, wie er umfassender kaum sein kann. Dass es Forderungen nach »Mehr« und »Besser« gibt, ist systemimmanent, unabhängig davon, dass Forderungen nach Leistungsausweitungen begründet sein können. Leistungen können jedoch nicht unbeschränkt finanziert werden. Die Grenze ist in jedem Fall dann überschritten, wenn das medizinisch Notwendige versagt werden muss, weil Leistungen erbracht werden, die medizinisch nicht begründet sind und vorwiegend wirtschaftlichen Interessen dienen.

3.4   Schlussbemerkung

Wir leben in einer Zeit, die endet, wenn es zu einer grundlegenden Veränderung des Gesundheitswesens dahingehend kommt, dass nicht nahezu ausschließlich eine Ausweitung des Leistungskatalogs der Gesetzlichen Krankenversicherung mit neuen Kosten Gegenstand politischen Handelns ist, sondern wenn eine Anpassung der Ausgaben der GKV an begrenzte Mittel erfolgt, und dies so gerecht wie möglich. Der erste Schritt in diese Richtung wäre der Beginn einer geregelten Gesundheitsversorgung im Rahmen der sozialen Marktwirtschaft.

Grundsätze einer geregelten Gesundheitsversorgung im Rahmen der sozialen Marktwirtschaft

F. Beske, *Perspektiven des Gesundheitswesens*,
DOI 10.1007/978-3-662-48941-3_4, © Springer-Verlag Berlin Heidelberg 2016

Einführend muss darauf hingewiesen werden, dass unser Gesundheitswesen auch heute geregelt und in seinen Grundzügen und seiner Ausgestaltung auch gesetzlich geregelt ist, in weiten Teilen über das hinaus, was für erforderlich gehalten wird. Es scheint jedoch eine Scheu davor zu bestehen Bereiche, die teilweise auch als sensible Bereiche bezeichnet werden können, verbindlich zu regeln. Beispiele sind die Qualitätssicherung und die elektronische Gesundheitskarte, aber auch die uneingeschränkte Arztwahl und der Datenschutz. Gründe können aber auch die offene oder unausgesprochene Verteidigung von Interessen sein. Andererseits sind weite Bereiche überreglementiert. Beides zusammen führt zu dem Tenor dieses Buches, geregelt im Rahmen der sozialen Marktwirtschaft.

Vorbemerkung Begriffe erfordern Definitionen, erfordern Begriffsbestimmungen.

Geregelte Gesundheitsversorgung Es gibt drei Worte, die dem Begriff »geregelte Gesundheitsversorgung« zugeordnet werden können: geregelt, reguliert und reglementiert. Für keines dieser Worte gibt es einheitliche Definitionen. Nach allgemeinem Empfinden ist »geregelt« die mildeste, »reguliert« die dann folgende und »reglementiert« die weitestgehende Form von »regeln«. Die Unterschiede zwischen »geregelt«, »reguliert« und »reglementiert« sind damit nicht nur semantischer oder sprachlicher Art, es gibt vielmehr empfundene Unterschiede. Für dieses Buch wird »geregelt« als die mildeste Form von Festlegungen oder Vorgaben definiert.

Soziale Marktwirtschaft Die soziale Marktwirtschaft ist ein ordnungspolitisch bestimmender Faktor unserer Gesellschaft. Es ist die verfassungsrechtlich vorgegebene Wirtschaftsordnung mit sozialen Komponenten. Die Rolle des Staates wird mehr in der Festlegung von Rahmenbedingungen als in der Vorgabe detaillierter Vorschriften gesehen, in weniger Reglementierung und Kontrolle und in mehr Freiraum und Eigenverantwortung.

Auch für das Gesundheitswesen sollte die soziale Marktwirtschaft ein Ordnungsfaktor sein. Dies bedeutet, dass der Staat soweit wie möglich Rahmenbedingungen setzt, Regeln vorgibt und ihre Einhaltung überwacht. Dies bedeutet auch im Gesundheitswesen weniger Staat und mehr Staatsferne, weniger staatliche Regulierung und mehr Selbstverwaltung, weniger Vorschriften und mehr Wahlfreiheit. Der Staat bestimmt die Regeln. Ihre Durchführung erfolgt von der kleinstmöglichen Einheit, die hierzu in der Lage ist, oder von der Selbstverwaltung.

Zur sozialen Marktwirtschaft gehört der Mut zur Ungleichheit und zur Lücke. Es ist ohnehin eine Illusion, zu glauben, dass es bei einem zentral auch bis ins kleinste Detail gestalteten Gesundheitswesen keine Unterschiede und keine Lücken und damit auch keine für einzelne, für Gruppen oder für Regionen unterschiedliche Versorgung gibt. Unterschiedliche Situationen erfordern nun einmal unterschiedliche Lösungen. Nur so werden aber auch örtliche Aktivitäten geweckt, nur so wird örtliches und regionales Handeln aktiviert, nur so kann sich Nachbarschaftshilfe entfalten. Aber auch nur so können Lücken besser geschlossen werden als durch zentrale Vorgaben, die dann wiederum das ganze Bundesgebiet betreffen.

Der Leistungskatalog der GKV bleibt Aufgabe des Bundesgesetzgebers und ist damit bundeseinheitlich zu regeln. Für Versorgungsstrukturen sollten soweit wie möglich Grundsätze der sozialen Marktwirtschaft gelten. Hier können allerdings Finanzierungsmodalitäten erforderlich werden, deren Umrisse noch nicht erkennbar sind.

Private Krankenversicherung

F. Beske, *Perspektiven des Gesundheitswesens*,
DOI 10.1007/978-3-662-48941-3_5, © Springer-Verlag Berlin Heidelberg 2016

2013 hatte die Private Krankenversicherung (PKV) 8,9 Millionen Vollversicherte und 17,7 Millionen Krankheitskostenteilversicherungen als Zusatzversicherung. Die häufigsten neuen Zusatzversicherungen sind Pflege-Zusatzversicherungen. Die Gesamtaufwendungen der PKV einschließlich von Zuführungen in die Rücklagen betrugen 41,6 Milliarden Euro. Davon waren 24,3 Milliarden Euro Versicherungsleistungen[1]. Die PKV ist damit ein bedeutender Faktor in der Gesundheitsversorgung und in der Gesundheitswirtschaft.

Auf die PKV wirken im Grundsatz die gleichen Einflussfaktoren ein wie auf die GKV. Dies sind in erster Linie die Auswirkungen der Bevölkerungsentwicklung. Der Zugang zur Vollversicherung rekrutiert sich überwiegend aus der Altersgruppe der Mittdreißiger. Diese Altersgruppe geht zurück. Mit der Alterung der Bevölkerung steigt auch in der PKV der Versorgungsbedarf. Da auch die Lebenserwartung von sozialen Faktoren abhängt, dürfte die Lebenserwartung von Versicherten in der PKV eher höher sein als es dem Durchschnitt der Bevölkerung entspricht, mit einem höheren Versorgungsbedarf. Die Rücklagen der PKV liegen bei 200 Milliarden Euro mit einer jährlichen Zunahme von zurzeit 10 Milliarden Euro. Wie andere Versicherungssysteme ist auch die PKV von der Niedrigzinspolitik betroffen. Demnach kann von einer soliden Rücklage gesprochen werden, mit der zumindest mittelfristig Leistungssteigerungen aufgefangen werden können. Vertreter einer Einheitsversicherung wie der Bürgerversicherung hoffen, dass bei einer Einheitsversicherung die Rücklagen der PKV dieser Einheitsversicherung zugute kommen. Derartigen Hoffnungen dürften unüberwindbare grundgesetzliche Hürden entgegenstehen.

Mit der zu erwartenden Absenkung des Leistungsumfangs der GKV könnte sich die Zahl von Zusatzversicherungen in der PKV überproportional erhöhen.

Es bleibt die Problematik der dauerhaften Finanzierung der PKV. Bei einem steigenden Leistungsbedarf und geringeren Einnahmen entsteht in der PKV wie in der GKV ein Missverhältnis zwischen Leistungsbedarf und den Möglichkeiten der Finanzierung dieses Bedarfs. Beitragserhöhungen sind Grenzen gesetzt. Die Rücklagen bilden ein Polster, das jedoch endlich ist. Die PKV steht damit vor der gleichen Frage wie die GKV, der Finanzierung steigender Leistungen bei sinkenden Beiträgen. Auswirkungen dieser Entwicklung dürften bei der GKV eher zu spüren sein als bei der PKV.

Vorschlag

Das duale Gesundheitssystem mit Gesetzlicher und Privater Krankenversicherung bleibt erhalten. Es ist nicht erkennbar und noch weniger bewiesen, welche Vorteile eine Einheitsversicherung für das Gesundheitssystem, für den Bürger und für den Patienten gegenüber dem heutigen dualen Gesundheitssystem bringt.

---

[1] Zahlenbericht der Privaten Krankenversicherung 2013, PKV-Verband, und persönliche Informationen vom PKV-Verband.

Ausgewählte Versorgungs-strukturen

F. Beske, *Perspektiven des Gesundheitswesens*,
DOI 10.1007/978-3-662-48941-3_6, © Springer-Verlag Berlin Heidelberg 2016

6.1   Krankenhausversorgung

6.1.1   Zur Situation der Krankenhausversorgung

Die Kosten der Krankenhausversorgung sind der größte Kostenfaktor in der Gesundheitsversorgung insgesamt. 2013 betrugen die Ausgaben der Gesetzlichen Krankenversicherungen (GKV) für die Krankenhausversorgung 35 Prozent aller Leistungsausgaben, absolut 64,8 Milliarden Euro. Dazu kommen die Ausgaben der PKV von 3,7 Milliarden Euro, Krankenhausinvestitionskosten der Bundesländer von 2,3 Milliarden Euro und Zuschüsse von Krankenhausträgern in unbekannter Höhe.

Krankenhäuser sind in jeder Gemeinde ein Wirtschaftsfaktor. Entsprechend groß ist das Interesse der Bevölkerung und der Politik an dem Schicksal jedes einzelnen Krankenhauses. Die Schließung von Krankenhäusern oder von Krankenhausabteilungen und dabei besonders von geburtshilflichen Abteilungen wird intensiv diskutiert bis hin zum öffentlichen Protest. Gegenstand der öffentlichen Diskussion sind aber auch Behandlungsfehler in Krankenhäusern, medizinisch nicht begründete Operationen und Hygienemängel. Berichtet wird zudem über unzufriedenes Krankenhauspersonal im Wesentlichen als Folge von Überbeanspruchung durch Personalmangel sowie über die Unterfinanzierung als Ursache von Mangelsituationen. Genauso gibt es positive Berichte. So ergab die bis dahin größte Patientenbefragung in Deutschland von AOK, Barmer GEK und der »Weißen Liste«, einem gemeinsamen Projekt von Bertelsmann Stiftung und den Dachverbänden der größten Patienten- und Verbraucherorganisationen 2012[1], dass Patienten zufrieden mit der Versorgung in Krankenhäusern sind, allerdings mit teilweise deutlichen Unterschieden zwischen einzelnen Häusern.

2015 hat die internationale Wirtschaftsprüfungs- und Beratungsgesellschaft PricewaterhouseCoopers aufgrund einer Umfrage ermittelt, dass in Deutschland Patienten mit ihrem Gesundheitssystem zufrieden sind und dass mehr als die Hälfte der 1.062 Befragten das deutsche Gesundheitssystem weltweit unter die Top drei sehen. Die Hälfte der Deutschen vergibt für eine Behandlung im Krankenhaus die Note 1 oder 2[2].

Insgesamt ist das Krankenhauswesen ein bedeutender Faktor in der Gesundheitsversorgung und ein bedeutender Wirtschaftsfaktor.

6.1.2   Grundlagen der Krankenhausversorgung

Krankenhausdaten 2013 gab es 500.671 Krankenhausbetten in 1.994 Krankenhäusern. 2000 waren es noch 559.651 Krankenhausbetten in 2.242 Krankenhäusern, ein Rückgang allein seit 2000 um 58.980 Krankenhausbetten und 276 Krankenhäusern. Diese Entwicklung setzt sich fort.

Die Zahl der in Deutschland erforderlichen Krankenhausbetten und Krankenhäuser wird kontrovers diskutiert. Insbesondere Krankenkassen fordern einen weiteren Abbau von Betten und Häusern, auch unter Hinweis auf die internationale Situation.

---

[1] Weiße Liste. Wegweiser im Gesundheitswesen. Pressemitteilung vom 18.12.2012.
[2] Ärzteblatt.de vom 16.03.2015: Patienten mit Gesundheitssystem in Deutschland zufrieden.

Internationaler Vergleich[3]
2007 hatte Deutschland nach Österreich von zehn vergleichbaren Ländern mit 5,7 die höchste Bettenziffer (Krankenhausbetten je 1.000 Einwohner). Vergleichsweise hatte die Schweiz eine Bettenziffer von 3,5, Dänemark von 2,9 und Großbritannien von 2,6. Die durchschnittliche Verweildauer betrug in Deutschland 7,8, in der Schweiz ebenfalls 7,8, in Großbritannien 7,2 und in Dänemark 3,5 Tage, die Bettenauslastung in Deutschland 76,0, in der Schweiz 80,2, in Großbritannien 83,3 und in Dänemark 84,0 Prozent, die Zahl der Krankenhausfälle je 1.000 Einwohner in Deutschland 226,9, in Dänemark 169,8, in der Schweiz 166,4 und in Großbritannien 125,5.

❯ Vier Krankenhausindikatoren (Bettenziffer, Verweildauer, Bettenauslastung und Krankenhausfälle) weisen darauf hin, dass es in Deutschland im internationalen Vergleich eine überproportionale Zahl an Krankenhausbetten gibt, was auf ein Potenzial für mehr ambulante und weniger stationäre Versorgung hinweist.

6.1.3 Krankenhausstruktur und Krankenhausversorgung bestimmende Faktoren

Vorbemerkung Die Krankenhausversorgung wird auch von Faktoren bestimmt, die ihre Eigengesetzlichkeit haben und die damit weitgehend unbeeinflussbar sind. Gefordert wird eine hohe Versorgungsqualität, was Auswirkungen auf die Struktur der Krankenhausversorgung hat. Gefordert wird außerdem Wohnortnähe. Allerdings sind die Mittel begrenzt, die für die Krankenhausversorgung zur Verfügung stehen. Im Folgenden werden Faktoren dargestellt, die Auswirkungen auf die Krankenhausstruktur und die Krankenhausversorgung haben, gefolgt von Konsequenzen, die sich aus diesen Faktoren für die Krankenhausplanung ableiten.

Ärzte Die ärztliche Arbeitszeit, die im Krankenhaus zur Verfügung steht, geht zurück. Ursache ist zum einen die unzureichende Zahl berufstätiger Ärzte, zum anderen ändert sich die Berufsauffassung nachwachsender Ärztegenerationen mit dem Wunsch nach Vereinbarkeit von Familie, Freizeit und Beruf mit festen Arbeitszeiten. Die Krankenhausversorgung wird mehr und mehr von der Spezialisierung in der Medizin und damit in der ärztlichen Berufsausübung bestimmt mit einem hohen Bedarf an Ärzten unterschiedlicher Fachrichtungen und an Kooperation, nach Möglichkeit unter einem Dach, aber auch von nahegelegenen Krankenhäusern oder aber in spezialisierten Krankenhäusern, z. B. in der Orthopädie oder in der Augenheilkunde. Den umfassend weitergebildeten Chirurgen und Internisten, Chefärzte der beiden Standardabteilungen früherer Krankenhäuser, gibt es nicht mehr. Ärzte suchen oft eine Weiterbildung zum Facharzt in einem Teilgebiet, eine Möglichkeit, die kleinere Krankenhäuser nicht bieten können. Im ländlichen Raum geht die Zahl niedergelassener Ärzte und damit von Krankenhauseinweisungen durch Ärzte zurück.

Versorgungsqualität Zu den vorrangigen Forderungen an die Krankenhausversorgung gehört die Forderung nach Qualität der Versorgung. Qualitätssicherung beinhaltet einen

---

[3] Beske F: Gesundheitsversorgung von morgen. Was kommt auf Versicherungen, was auf Ärzte und was auf Patienten zu (Kap. 4.2.1). Stuttgart: Wissenschaftliche Verlagsgesellschaft.

Katalog von kontrollierten und sanktionierten Mindestmengen und Registern. Qualität ist ein übergeordnetes Ziel. Qualitätssicherung wird in einem eigenen Kapitel behandelt (▸ Kap. 10). Der Qualitätsanspruch hat Auswirkungen auf die Krankenhausstruktur. Beispiel ist der Wunsch nach einer Entbindung möglichst in unmittelbarer Nähe des Wohnortes und damit im nächstgelegenen Krankenhaus, ein Wunsch, der mit Qualität der Versorgung nicht in Einklang zu bringen ist. Dies wird in den Medien allerdings mehr unter emotionalen und ökonomischen Gesichtspunkten und Sicherung des Krankenhausstandortes, aber weniger unter dem Gesichtspunkt der Versorgungsqualität behandelt. In der Rheinischen Post vom 12.11.2014 heißt es hierzu in der Überschrift »Jede zweite Geburtsstation zu teuer. Die deutschen Krankenhäuser schlagen Alarm. 42 Prozent der Kliniken schreiben rote Zahlen, bei den Entbindungsstationen sind es sogar 58 Prozent, weil die Zahl der Geburten deutlich zurückgeht.« Es kann nicht beurteilt werden, ob der Rückgang von Entbindungen in einer geburtshilflichen Station auf den allgemeinen Rückgang von Geburten zurückzuführen ist oder darauf, dass bewusst eine höher qualifizierte Entbindungsabteilung aufgesucht worden ist. Eine argumentativ geführte Diskussion, in der auch die Versorgungsqualität eine Rolle spielt, findet jedenfalls kaum statt. Dies trifft weitgehend auf die gesamte Diskussion über stationäre Versorgungsstrukturen zu, da andernfalls Positionen geräumt werden müssten, die argumentativ nicht zu halten sind.

Ein Beispiel hierfür ist die gleichzeitige Forderung nach wohnortnaher Krankenhausversorgung und hoher Versorgungsqualität. Eine hohe Versorgungsqualität erfordert spezialisierte Krankenhausabteilungen, die es nur in größeren Krankenhäusern geben kann. Wohnortnähe und hohe Versorgungsqualität sind inkompatibel. Eine hohe Qualität der Krankenhausversorgung ist damit auch eine Frage der Krankenhausstruktur.

Ambulant vor stationär Es gibt eine einmütige Forderung nach »ambulant vor stationär« und damit nach der Nutzung aller Möglichkeiten, um dieser Forderung zu entsprechen. Dass dies möglich ist, zeigt der internationale Vergleich, wonach es in vergleichbaren Ländern offenbar gelingt, mit einer geringeren Zahl an Krankenhausbetten die Krankenhausversorgung sicherzustellen. Nach einer Untersuchung vom IGES sind jährlich zwei Millionen und damit rund 10 Prozent der Krankenhausfälle durch eine intensivere ambulante Versorgung vermeidbar[4].

Haftpflichtversicherung Die Erhöhung von Haftpflichtprämien für freiberuflich tätige Hebammen mit Geburtshilfe hat 2014 zu einer öffentlichen Diskussion über Haftpflichtprämien geführt. Die Diskussion betrifft jetzt auch andere medizinische Tätigkeiten. So haben Pränatalmediziner und Humangenetiker innerhalb weniger Jahre Prämiensteigerungen um mehr als 200 Prozent akzeptieren müssen[5]. Wie eine Umfrage des Zentralinstituts der kassenärztlichen Versorgung (ZI) unter 1.975 niedergelassenen Ärzten und Psychotherapeuten ergab, verzeichnete ein Viertel der ambulant und stationär tätigen Frauenärzte, die z. B. Beispiel als Belegärzte oder in der Geburtshilfe arbeiten, im Jahr 2013 Prämiensteigerungen gegenüber 2009 von mehr als 6.800 Euro[6]. Geburtshilflich tätige Frauenärzte mussten 2013 gegenüber 2009 bis zu 19.000 Euro höhere Haftpflicht-

---

4   Ärzte-Zeitung vom 16.06.2015: Jeder zehnte Klinikaufenthalt ist vermeidbar.
5   Kohlschmidt N: Haftpflicht für alle! Kommentar. Dtsch Ärztebl 2014; 111(37): C-1231.
6   Ärzte-Zeitung vom 13.04.2015: Prämien für Haftpflicht steigen deutlich.

prämien zahlen. Es kann erwartet werden, dass es wie z. B. in den USA zu weiteren Erhöhungen von Haftpflichtprämien in der Gesundheitsversorgung und dabei besonders im Krankenhaus kommt. Größere Krankenhäuser dürften leichter in der Lage sein, derartige Prämien zu bezahlen als kleinere Krankenhäuser. Immer mehr Versicherer ziehen sich aus der Haftpflichtversicherung von Krankenhäusern zurück. Die verbliebenen Versicherer beziehen Faktoren wie das Risikomanagement eines Krankenhauses in die Prämiengestaltung mit ein[7].

Hygiene Immer wieder sind Hygienemängel und ihre Folgen Gegenstand der öffentlichen Diskussion. Themen sind multiresistente Keime, zu viele Antibiotika und der Zeitdruck beim Krankenhauspersonal[8]. Beklagt wird der Mangel an Hygienefachkräften. Bundesgesundheitsminister Gröhe hat 2015 unter der Überschrift »Bekämpfung resistenter Erreger« einen 10-Punkte-Plan zur Vermeidung behandlungsassoziierter Infektionen und Antibiotika-Resistenzen vorgelegt[9]. Ihre Umsetzung erfordert finanzielle und personelle Ressourcen. Die Techniker Krankenkasse hat ebenfalls 2015 ihre Vorschläge zu einer verbesserten Hygiene im Krankenhaus veröffentlicht[10].

❯ Auch bei der Krankenhaushygiene gilt, dass dauerhafte Lösungen nur im Rahmen einer Neuordnung der Krankenhausstruktur gefunden werden können. In jedem Fall hat Krankenhaushygiene ihren Preis.

Personalschlüssel sind zwecklos, wenn sie unterlaufen werden können und wenn qualifiziertes Personal in der erforderlichen Menge nicht zur Verfügung steht. Das Krankenhaus steht besonders bei den stärksten Berufsgruppen, bei Ärzten und Pflegekräften, in Konkurrenz zu allen anderen Tätigkeitsbereichen dieser Berufe. Den Arbeitsbedingungen im Krankenhaus kommt damit eine besondere Bedeutung zu. Qualifizierungsmöglichkeiten und Aufstiegschancen sind in größeren Krankenhäusern attraktiver als in kleineren Krankenhäusern. Wird jedoch die Problematik der Krankenhausfinanzierung nicht gelöst, bleiben die Probleme.

Eindrucksvoll ist ein Bericht über die Arbeit von deutschen Ärzten und Pflegekräften in Schweizer Krankenhäusern. Wenn für deren Zufriedenheit auch das höhere Gehalt von Bedeutung ist, werden auch andere Gründe genannt wie eine flache Hierarchie und ein besserer Kontakt zu Patienten, was auch eine Folge besetzter Planstellen ist[11].

Patientenmanagement Es sollte eine Selbstverständlichkeit sein, dass zur stationären Krankenhausbehandlung nur Patienten eingewiesen werden, die stationär behandelt werden müssen, dass nur solche Patienten aufgenommen werden, die einer stationären Krankenhausbehandlung bedürfen, dass die Behandlung unmittelbar nach der Aufnahme beginnt, dass es keine Leerzeiten und keine unnötigen Wartezeiten im Laufe der Krankenhausbehandlung gibt und dass der Patient unmittelbar nach einer abgeschlossenen Krankenhausbehandlung entlassen wird. Würde dies verwirklicht, gäbe es mehr zufrie-

---

[7] Ärzte-Zeitung vom 24.08.2015: Haftpflicht: Krankenhäuser ziehen mit Versicherern an einem Strang.
[8] Deutsches Ärzteblatt online vom 20.03.2015: Krankenhaushygiene: Zu viel Zeitdruck, zu viele Antibiotika.
[9] Dienst für Gesellschaftspolitik vom 09.04.2015, S. 3.
[10] TK-Pressestelle vom 02.02.2015: Mehr Patientensicherheit durch verbesserte Hygiene im Krankenhaus.
[11] Frankfurter Allgemeine Sonntagszeitung vom 15.10.2013: Deutsche Ärzte und Krankenschwestern überrollen die Schweiz.

dene Krankenhauspatienten, mehr zufriedenes Krankenhauspersonal und einen geringeren Bedarf an Krankenhausbetten. Von dieser Vorstellung sind wir in Deutschland weit entfernt. Nichts sollte jedoch unversucht bleiben, um diesen Zustand zu erreichen. Instrumente hierfür sind in der Gesundheitsversorgung insgesamt das Versorgungsmanagement (▶ Kap. 17 »Aufbau eines umfassenden Versorgungsmanagements«), im Krankenhaus das Patientenmanagement.

Es ist davon auszugehen, dass es Patientenmanagement in Krankenhäusern gibt, Publikationen darüber sind jedoch selten. Beispielgebend ist das Patientenmanagement im Unfallkrankenhaus Berlin, einem berufsgenossenschaftlichen Krankenhaus[12]. Gegenstand der aktuellen Diskussion ist das Entlassungsmanagement, das große Defizite aufweist[13]. Das SGB V sieht in § 39 bereits heute das Entlassungsmanagement als Teil der Krankenhausbehandlung vor, allerdings als Kann-Bestimmung. Nach dem GKV-Versorgungsstärkungsgesetz von 2015 wird aus der Kann- eine Soll-Bestimmung. Schließlich nimmt auch der Sozialdienst im Krankenhaus Funktionen des Entlassungsmanagements wahr.

❯ Das Patientenmanagement einschließlich eines Entlassungsmanagements sollte ein integraler Bestandteil jedes Krankenhausmanagements sein. Abgelehnt wird eine gesetzliche Regelung, die weder kontrolliert noch sanktioniert werden kann und bestenfalls mehr Bürokratie erzeugt. Auch hier gilt, dass Patientenmanagement bezahlt werden muss, sodass die Forderung nach einem Patientenmanagement in die Forderung nach einer soliden Finanzierung einer in der Bettenzahl und in der Zahl der Krankenhäuser reduzierten, aber optimierten Krankenhausversorgung eingeht.

Finanzierung Schließlich muss gesehen werden, dass im Rahmen begrenzter Ressourcen auch die Mittel für die Krankenhausversorgung begrenzt sind und dass nicht erwartet werden kann, die Probleme allein durch mehr Geld zu lösen. Andere Konzepte sind gefragt.

6.1.4 Konsequenzen für die Krankenhausstruktur

Alles weist darauf hin, dass in Zukunft größere Krankenhäuser die Krankenhausstruktur bestimmen. Nur in größeren Krankenhäusern ist die Versorgung in spezialisierten Abteilungen mit einem hohen technischen Aufwand und durch qualifizierte Fachkräfte möglich. Nur größere Krankenhäuser können Zentren z. B. für Krebs, Schlaganfall oder Herzinfarkt unterhalten, und nur Krankenhäuser dieser Art werden in Zukunft vom Rettungsdienst angelaufen.

Die Spezialisierung setzt in Krankenhäusern Fachabteilungen mit der Ermächtigung zur Weiterbildung in Spezialgebieten voraus. Derartige Abteilungen gibt es bis auf kleine spezialisierte Krankenhäuser nur in größeren Krankenhäusern. Die in einer spezialisierten Medizin erforderliche Kooperation erfordert unmittelbare Nähe der kooperierenden Abteilungen und Ärzte sowie Strukturen unter einem Dach. Kleinere Krankenhäuser

---

[12] Schmitt-Sausen N: Patientenbegleitung: Die guten Seelen des Hauses. Dtsch Ärztebl 2014; 111(49): A 2152.

[13] Ärzte-Zeitung vom 30.03.2015: Entlassungsmanagement – ein weiterer Streitpunkt im Gesetz.

haben nur eine Zukunft als spezialisierte Krankenhäuser im Verbund in größeren Städten oder als Satelliten eines größeren Krankenhauses in vertretbarer Entfernung. Krankenhäuser mit großen Entbindungsabteilungen können Einrichtungen für Schwangere schaffen, die Schwangere vor der Geburt betreuen (zu Entbindungen siehe besonders ▶ Kap. 10.1.3 »Schnittentbindungen« in Kapitel »Qualitätssicherung«). Die Verwirklichung derartiger Strukturen ist ein längerer Prozess. Entscheidend ist das Bekenntnis zu dieser Entwicklung mit klaren Zielvorgaben, weil nur so Fehlinvestitionen zu vermeiden sind.

❯ Kein Euro darf in ein Krankenhaus fließen, das keine Zukunft hat. Investitionsmittel der Länder dürfen daher ausschließlich Krankenhäusern zukommen, die auf Dauer Bestand haben. Mit den vorhandenen Mitteln können bei einer Konzentration auf zukunftsfähige Krankenhäuser Strukturen geschaffen werden, die für rationelle Versorgungsabläufe erforderlich sind. Soll die Krankenhausversorgung der Zukunft effektiv und effizient sein und Qualitätsanforderungen entsprechen, ist ein Abbau an Betten und Häusern erforderlich.

6.1.5 Krankenhausinvestitionskostenfinanzierung

Die Gesetzeslage ist eindeutig: Die Bundesländer stellen die erforderlichen Investitionsmittel für ihre Krankenhäuser zur Verfügung. In der Wirklichkeit bietet sich jedoch ein anderes Bild. Seit Jahren beklagen Krankenhäuser eine Unterfinanzierung. Der letzte Appell fand auf dem Frühjahrsempfang 2015 der Deutschen Krankenhausgesellschaft statt. Reimann, Präsident der Deutschen Krankenhausgesellschaft, forderte, dass ein bedarfsgerecht und wirtschaftlich arbeitendes Krankenhaus seine unausweichlichen Kostensteigerungen für Personal, Energie, aber auch für steigende Haftpflichtprämien ohne Mehrleistungen finanzieren können muss[14]. Zur Investitionskostenfinanzierung hat das Institut für das Entgeltsystem im Krankenhaus im Auftrag des Bundesministeriums für Gesundheit errechnet, dass jährlich mindestens 6 Milliarden Euro für die Krankenhausinvestitionskostenfinanzierung benötigt werden, zur Verfügung stehen jedoch nur 2,7 Milliarden Euro[15] mit Unterschieden in den Bundesländern[16]. Die sich daraus ergebende Situation ist mit eine Erklärung für den Personalmangel in Krankenhäusern.

Theoretisch müssten alle erforderlichen Investitionskosten von den Bundesländern voll übernommen werden. Es ist jedoch gängige Praxis, dass dies nicht geschieht. Das Defizit muss ein Krankenhaus tragen. Stehen die hierfür erforderlichen Mittel nicht zur Verfügung, müssen diese Mittel aus den Betriebskosten aufgebracht werden. Dies bedeutet in der Regel auch aus den Personalkosten und damit trotz Personalschlüssel durch Abbau von Personalstellen, wie auch immer. Die Konsequenz ist Unterbesetzung mit Personal, mit allen sich daraus ergebenden Folgen. Eine Studie hat dies belegt[17]. Ein sol-

---

14 Deutsches Ärzteblatt online vom 13.03.2015: Frühlingsempfang der DKG: Kliniken beklagen strukturelle Unterfinanzierung.

15 Dienst für Gesellschaftspolitik vom 11.09.2014: Gemeinsame Resolution für eine qualitätssichernde Krankenhausfinanzierung.

16 www.DKGeV.de: Krankenhausplanung und Investitionsfinanzierung in den Bundesländern, S. 59.

17 Zander B, Dobler L, Bäumler M, Busse R: Implizite Rationierung von Pflegeleistungen in deutschen Akutkrankenhäusern – Ergebnisse der internationalen Pflegestudie RN4Cast. Das Gesundheitswesen 2014; 76: 727-734.

ches Vorgehen ist zumindest an der Grenze der Legalität, kann für ein Krankenhaus jedoch das Überleben bedeuten.

❯ Wie dieser Zustand behoben werden kann, ist offen, ihn zu tolerieren ist inakzeptabel. Die Forderung nach einer ausreichenden Investitionskostenfinanzierung durch die Bundesländer verhallt wirkungslos, zumal die Bundesländer schon kurzfristig durch steigende Ausgaben z. B. für die Infrastruktur und für Flüchtlinge belastet werden. Ab 2020 gilt auch für die meisten Bundesländer die Schuldenbremse und damit ein begrenzter finanzieller Spielraum. Stagniert dazu die Wirtschaftslage oder steigen die Zinsen, verschärft sich die Situation.

Die wohl einzige Lösung ist eine Krankenhausplanung mit Abbau von Krankenhausbetten und Krankenhäusern, was eine Konzentration der Investitionskostenmittel ermöglicht. Damit muss wiederholt werden, was bereits gesagt worden ist: Kein Euro darf in ein Krankenhaus investiert werden, das keine Zukunft hat.

6.2   Versorgung ländlicher Räume

Zur Situation Die Ausdünnung ländlicher Räume nimmt zu. Gründe sind zum einen die bundesweit generelle Abnahme der Bevölkerung, zum anderen eine Wanderungsbewegung von ländlichen in städtische Räume. Die Jungen gehen, die Alten bleiben. In ländlichen Räumen sind daher die Auswirkungen einer alternden Bevölkerung besonders groß. Hierzu gehören chronische Krankheiten, Multimorbidität und Pflegebedürftigkeit mit einem steigenden Bedarf an hausärztlicher Versorgung.

Vielerorts ist die medizinische Versorgung nicht mehr gesichert, und die Aussichten, diese Situation zu ändern, sind begrenzt. Trotzdem wird unverändert eine bundesweit flächendeckende wohnortnahe Versorgung gefordert und auch in Aussicht gestellt. So ist Ziel der großen Koalition, mit dem »Gesetz zur Stärkung der Versorgung in der gesetzlichen Krankenversicherung« (Versorgungsstärkungsgesetz) auch künftig eine bedarfsgerechte, flächendeckende und gut erreichbare medizinische Versorgung auf hohem Niveau sicherzustellen. Gefordert wird vom baden-württembergischen Gemeindetag ein Recht jeder eigenständigen Gemeinde auf einen Hausarztsitz[18].

Die Wirklichkeit spricht eine andere Sprache. Gibt ein Hausarzt aus Altersgründen seine Praxis auf, wird es zunehmend schwieriger, einen Nachfolger zu finden. Praxen verwaisen. Kleinere Krankenhäuser werden geschlossen. Bundesweit haben sich zahlreiche Aktivitäten entwickelt, um Abhilfe zu schaffen. Hierfür einige Beispiele:

Seit dem 01.01.2012 gibt es die mit dem GKV-Versorgungsstrukturgesetz von 2011 eingeführte Regelung, wonach Kommunen in begründeten Ausnahmefällen eigene Einrichtungen zur unmittelbaren medizinischen Versorgung betreiben können. In Woldegk, Mecklenburg-Vorpommern, ist im August 2014 nach zehnjährigen Bemühungen ein Gesundheitshaus mit zwei Praxen von Allgemeinärzten und einer augenärztlichen Praxis und der Ankündigung von Sprechstunden mehrerer Fachärzte in kommunaler Trägerschaft eröffnet worden[19]. Woldegk ist eine Gemeinde mit rund 4.000 Einwohnern zuzüglich Umland. In verschiedenen anderen Kommunen laufen Bestrebungen, Praxen oder Ärztehäuser in kommunaler Trägerschaft und mit unterschiedlicher finanzieller Betei-

---

18 Ärzte-Zeitung vom 29.09.2014: Gemeindetag will Recht auf Hausarztsitz.
19 Ärzte-Zeitung vom November 2014: Gesundheitshaus lockt mehr Ärzte nach Woldegk.

ligung von Kommunen zu betreiben. Die Gemeinde Büsum in Schleswig-Holstein wird bundesweit wohl die erste Gemeinde sein, die auf eigenes finanzielles Risiko ein Ärztezentrum betreiben wird[20]. Mit verschiedenen Ansätzen sollen ganze Regionen versorgt werden. Die »Gesundheitsregion Siegland« will mit niedergelassenen Ärzten und anderen Gesundheitsberufen die Versorgung einer Region gestalten[21]. Um die flächendeckende Versorgung aufrechtzuerhalten, hat die Kassenärztliche Vereinigung Brandenburg das Projekt »RegioMed« gestartet[22]. Mit der »Gesundheitsregion Lüneburg« in Niedersachsen wollen Landkreis und Stadt Lüneburg in einem Modellprojekt die Gesundheitsversorgung sicherstellen[23]. In Niedersachsen sollen 12 Gesundheitsregionen mit finanzieller Unterstützung vom Land Möglichkeiten der lokalen Gesundheitsversorgung ausloten[24]. Nach dem Prinzip »Bürger fahren Bürger« wollen Freiwillige Busse fahren und damit die Landbevölkerung auch in Bezug auf einen Arztbesuch in der Stadt mobil halten[25]. Die AOK Nordost hat ein Institut gegründet, das die regionale Gesundheitsversorgung mit Lösungsansätzen für Landkreise sicherstellen soll[26].

Es gibt auch Beispiele anderer Art. In Aichbach bei Augsburg ist eine Hausarztpraxis mit 10 Ärzten entstanden[27], in Lübeck eine Facharztpraxis mit 10 Urologen[28]. Für Ärzte kann dies flexible Arbeitszeiten, Arbeit im Angestelltenverhältnis und in Teilzeit bedeuten, für die Praxis Schwerpunktbildung und verlängerte Öffnungszeiten. Der Patient kann von verlängerten Öffnungszeiten, aber auch von der Schwerpunktbildung profitieren. Praxen dieser Art dürften sich vorwiegend in Städten ansiedeln mit einem vergrößerten Einzugsgebiet einschließlich des Umlands, auch in den ländlichen Raum hinein. Für den Patienten bedeutet dies längere Wege, aber eine gesicherte Versorgung.

Gemeinsam ist allen Beispielen der örtliche und regionale Bezug. Es ist örtliches und regionales eigenständiges Handeln.

Vorschlag

Es wird nicht gelingen, die Versorgung ländlicher Räume durch niedergelassene Ärzte und Krankenhäuser flächendeckend und wohnortnah mit einem hohen Maß an Versorgungsqualität sicherzustellen. Beides, wohnortnah und qualitativ hochwertig, ist nicht miteinander zu vereinen, weder strukturell noch finanziell. Die Zielvorgabe kann daher nicht lauten: Sicherstellung einer wohnortnahen Versorgung; die Zielvorgabe muss lauten: die Versorgung sicherstellen. Dies kann auch örtlich erfolgen, wird aber mehr und mehr die Ausnahme sein.

Lokal und regional vielgestaltig Nicht zwei Situationen, örtlich und regional, sind gleich. Dies erfordert unterschiedliche Lösungen für einen unterschiedlichen Bedarf. Vielgestal-

---

[20] Schleswig-Holsteinisches Ärzteblatt vom Januar 2015: Eine Gemeinde geht für die Versorgung ins finanzielle Risiko.

[21] Ärzte-Zeitung vom 20.11.2014: Ärzte gestalten Versorgung in einer Region.

[22] Ärzte-Zeitung vom 28.10.2014: KV-Projekt RegioMed: Not macht erfinderisch.

[23] Hannoversche Allgemeine Zeitung vom 04.07.2014: Alle Akteure an einen Tisch.

[24] Ärzte-Zeitung vom 24.11.2014: Geldinfusion für Gesundheitsregionen.

[25] Kieler Nachrichten vom 23.01.2015: Der Bürgerbus schenkt ihnen Freiheit.

[26] Ärzte-Zeitung online vom 13.05.2014: Institut für neue Konzepte in der regionalen Versorgung.

[27] Ärzte-Zeitung vom 10.12.2014: Großpraxis mit zehn Ärzten erlaubt flexible Arbeitszeiten.

[28] Ärzte-Zeitung vom 02.05.2014: Lübecker Ärztezentrum mit Mehrwert.

tigkeit ist die Antwort, wie es auch die Beispiele zur Lösung örtlicher und regionaler Probleme zeigen, die oft nur gegen enge gesetzliche und bürokratische Vorgaben durchzusetzen waren. Gefordert werden daher Spielräume für lokale Gestaltungsmöglichkeiten. Nicht bundeseinheitlich lautet die Devise, sondern angepasst an den lokalen Bedarf. Dies betrifft auch die Spielräume von Kommunen, die in Entscheidungsprozesse eingebunden werden müssen. Landesregierungen können örtliche oder regionale Bestrebungen unterstützen, vor Bürokratisierung wird jedoch gewarnt.

Der Sachverständigenrat zur Begutachtung der Entwicklung im Gesundheitswesen (SVR) hat in seinem Gutachten 2014 unter der Überschrift »Bedarfsgerechte Versorgung – Perspektiven für ländliche Regionen und ausgewählte Leistungsbereiche« lokale Gesundheitszentren vorgeschlagen, die umfassend ländliche Regionen versorgen und dann, wenn sie sich aus einem kleineren Krankenhaus entwickeln, für den Fortbestand des Standortes einer Einrichtung der Gesundheitsversorgung sorgen können. Lokale Gesundheitszentren dieser Art können die Gesundheitsversorgung ländlicher Regionen in idealtypischer Form sicherstellen und als Vorbild für unterschiedliche Anpassungen an örtliche und regionale Besonderheiten dienen.

Hausärztliche Versorgung Die hausärztliche Versorgung ist im Wandel. Einzelpraxen nehmen ab, Zusammenschlüsse wie Praxisnetze zu. Aus der Versorgung durch den Hausarzt wird eine allgemeinmedizinische Versorgung mit fortgebildeten medizinischen Fachangestellten (MFA), bekannt geworden unter der Bezeichnung »Verah« (Versorgungsassistentin in der Hausarztpraxis) mit arztentlastenden Funktionen innerhalb und außerhalb der Praxis. Verah ist heute bundesweit etabliert[29], doch gibt es auch andere Modelle, von denen am bekanntesten wohl »Schwester Agnes« ist[30]. Eine Form der Weiterentwicklung ist die Praxis-Fallmanagerin, die insbesondere chronisch kranke Patienten zu Hause medizinisch z. B. mit Blutdruck messen und Blutabnahme versorgt, Arzt- und Krankenhaustermine koordiniert und nach der Entlassung aus dem Krankenhaus die ambulante Versorgung unterstützt.

Die Finanzierung derartiger Modelle macht Fortschritte. Nachdem einige Kassenärztliche Vereinigungen und Krankenkassen regional Einsätze dieser Art finanziert hatten, haben sich im Oktober 2014 die Kassenärztliche Bundesvereinigung und die Krankenkassen darauf verständigt, den Einsatz von Praxisassistentinnen extrabudgetär mit 133 Millionen Euro zu fördern[31]. 2015 sollen 10.000 Verahs im Einsatz sein.

Patiententransport Ländliche Räume werden mehr und mehr von Praxen in Städten versorgt, was für das Umland von Städten schon heute der Fall ist. Dies nimmt zu. Damit steigt der Bedarf an organisierten Patiententransporten z. B. in Facharztpraxen, zunehmend mehr auch in hausärztliche Praxen. Auch hier gibt es kein Rezept. Zu unterschiedlich sind örtliche Gegebenheiten. Lösungen können damit unterschiedlich sein, müssen jedoch gefunden werden, und dies auch, um zu vermeiden, dass die Notfallrettung zum Transportsystem wird.

---

[29] Ärzte-Zeitung vom 31.07.2012: Verah hängt alle ab.
[30] Ärzte-Zeitung vom 17.12.2013: Agnes, Verah und Co. erobern das Land.
[31] Ärzte-Zeitung vom 29.10.2014: Ende 2015 sollen 10.000 Verahs im Einsatz sein.

Kassenärztliche Vereinigungen im Wandel Die ambulante ärztliche Versorgung wird auch in Zukunft eine Versorgung durch Vertragsärzte sein, wenn auch in unterschiedlichen Formen. Kassenärztlichen Vereinigungen kommt damit eine unveränderte Schlüsselfunktion zu. Die Aufgaben werden schwieriger, denn Probleme müssen örtlich und regional unterschiedlich gelöst werden. Kassenärztliche Vereinigungen brauchen damit Gestaltungsspielraum, um handeln zu können. Die Leistungs- und Kostenträger müssen auf der regionalen Ebene verhandlungs- und entscheidungsfähig sein. Für die Kassenärztlichen Vereinigungen trifft dies zu. Bei den gesetzlichen Krankenkassen ist jedoch ein Konzentrationsprozess zu beobachten, der Vereinbarungen erschweren kann. Hier sind Krankenkassenverbände gefordert.

Ich wiederhole, was bereits ein Motto in dem letzten gesundheitspolitischen Buch »Gesundheitsversorgung von morgen« gewesen ist: Kassenärztliche Vereinigungen müssen in Zukunft mehr gestalten und weniger verwalten. Während diese Zeilen geschrieben werden, wird in der Ärzte-Zeitung vom 10./11.07.2015 berichtet, dass die KV Hessen strategischer Marktführer werden will mit dem Motto: »Vom Verwalten zum Gestalten.«

Anpassung des Sozialgesetzbuchs V Das SGB V kann zentrale oder regionale Kompetenzen stärken. Es muss zur Stärkung regionaler Kompetenzen überarbeitet werden (► Kap. 16 »Anpassung von Sozialgesetzbuch V an Grundsätze der sozialen Marktwirtschaft«).

6.3 Hausarztsystem als Grundlage für die hausärztliche Versorgung

Zur Situation Die hausärztliche Versorgung findet in der Bevölkerung breite Anerkennung. Nach einer aktuellen Forsa-Umfrage finden 94 Prozent der über 18-Jährigen es wichtig, dass der Hausarzt die Krankheitsgeschichte seiner Patienten kennt und mittels der Befunde von Fachärzten und Krankenhäusern die Behandlung koordiniert[32]. Die Pensionierungswelle bei Hausärzten wird jedoch nach Ansicht von Kassenärzten zu einem massiven Mangel an Hausärzten führen[33]. So waren 2014 von den Facharztanerkennungen bundesweit nur rund 10 Prozent eine Anerkennung als Facharzt für Allgemeinmedizin. Dieser Trend setzt sich offenbar fort, denn angehende Ärzte ziehen eine Weiterbildung zum Facharzt vor und haben wenig Neigung zur Niederlassung als Hausarzt[34]. Nach dem Gesundheitsatlas für Baden-Württemberg haben Patienten es 2030 teilweise mehr als 20 Kilometer bis zum nächsten Hausarzt[35]. Gerlach sieht als Motiv für die mangelnde Bereitschaft angehender Ärzte, eine Niederlassung als Hausarzt nicht in Betracht zu ziehen, die Angst vor der breiten Verantwortung des Hausarztes[36]. Unterstützende Faktoren für diese Entwicklung sind die Zunahme von Ärztinnen mit einer höheren Nachfrage nach Teilzeitbeschäftigung und einer Tätigkeit im Angestelltenverhältnis sowie generell eine veränderte Berufsauffassung kommender Ärztegenerationen. Als Ergebnis dürfte absehbar sein, dass ganze Landstriche ohne hausärztliche Versorgung sein

---

[32] Ärzte-Zeitung vom 29.11.2014: Fast jeder Deutsche setzt auf Hausarzt.
[33] Stuttgarter Zeitung vom 09.07.2014: Verband warnt: Hausarzt alter Schule stirbt aus.
[34] Ärzte-Zeitung vom 26.11.2014: Niederlassung als Hausarzt? Viele Studenten winken ab.
[35] Ärzte-Zeitung vom 13.02.2015: Jahr 2030: Zum nächsten Hausarzt sind es 20 Kilometer.
[36] Ärzte-Zeitung vom 26.11.2014: Niederlassung als Hausarzt? Viele Studenten winken ab.

werden. Welche Auswirkungen dies haben kann, zeigt die Situation in Großbritannien. Der Mangel an Hausärzten in weiten Landesteilen mit immer größer werdenden Schwierigkeiten, einen Termin bei einem Hausarzt zu bekommen, führt besonders an Sonn- und Feiertagen zu einer Überfüllung der Notaufnahmen in Krankenhäusern[37], eine Situation, die auch in Deutschland zu beobachten ist.

Die wohl weitgehendste und auch tiefgreifendste Reform der Gesundheitsversorgung plant Österreich. Am 30.06.2014 hat der österreichische Gesundheitsminister Stöger unter dem Titel »Konzept zur multiprofessionellen und interdisziplinären Primärversorgung in Österreich« ein Konzept vorgestellt, das stringent die hausärztliche Versorgung zum Ausgangspunkt und Mittelpunkt der Gesundheitsversorgung macht. Das Konzept soll 2016 umgesetzt werden[38].

Warum ein Hausarztsystem Die Inanspruchnahme von Leistungen der Gesundheitsversorgung beginnt in der Regel mit der Wahl eines Arztes, idealerweise eines Hausarztes. § 76 Abs. 3 SGB V regelt diesen Eintritt in die Gesundheitsversorgung dahingehend, dass der Versicherte, wie es heißt, einen Hausarzt wählt. Kontrollen und Maßnahmen zur Einhaltung dieser Vorschrift sind nicht vorgesehen. § 76 regelt weiter, dass der Versicherte freie Arztwahl und freie Wahl aller anderen in der Gesundheitsversorgung tätigen Personen und Einrichtungen hat, und zwar uneingeschränkt. Dies bedeutet, dass ein Versicherter in einem Quartal, dem in der vertragsärztlichen Versorgung geltenden Abrechnungszeitraum, so viele Ärzte in Anspruch nehmen kann wie er möchte. Keiner dieser Ärzte ist verpflichtet, den Patienten nach seinem Hausarzt zu fragen und den Hausarzt dann über seine Behandlung zu unterrichten.

Ein vielleicht extremes Beispiel, aber doch ein Beispiel dafür, was eine uneingeschränkte freie Arztwahl bedeuten kann, ist der Kopilot der Germanwings-Maschine, die von ihm Anfang 2015 in den französischen Alpen zum Absturz gebracht worden ist. Nach den Ermittlungen der französischen Staatsanwaltschaft suchte der Kopilot in den vergangenen fünf Jahren 41 verschiedene Ärzte auf, im letzten Monat hatte er sieben Arztkontakte[39]. Es ist ohne Bedeutung, ob der Kopilot gesetzlich oder privat krankenversichert war, in jedem Fall zahlte seine Krankenversicherung alle Arztbesuche, und dies ohne Informationspflicht jedes Arztes an den Hausarzt, wenn er denn einen Hausarzt hatte. Es geht hier ausschließlich um die nachgewiesene Tatsache, was in beiden Versicherungssystemen, der GKV und der PKV, möglich ist.

Die uneingeschränkte freie Arztwahl kann zu negativen Auswirkungen auf den Patienten führen. Eine gleichzeitige Inanspruchnahme mehrerer Ärzte bedeutet für den Patienten Mehrfachuntersuchungen mit der Möglichkeit unterschiedlicher Therapieempfehlungen, ohne dass dies bei einem Hausarzt dokumentiert wird. Ein großes Risiko ist dabei die Arzneimitteltherapie, die Polypharmazie oder Polymedikation, von Glaeske als die gleichzeitige Gabe verschriebener Arzneimittel bezeichnet[40]. Glaeske verweist auf Studien, wonach Interaktionen durch Polypharmazie bei etwa 56 Prozent der Patienten zwischen 70 und 103 Jahren unerwünschte Arzneimittelwirkungen auftreten, wovon

---

[37] Ärzte-Zeitung vom 25.08.2014: Briten gehen direkt in die Notaufnahme.
[38] Dienst für Gesellschaftspolitik (dfg) vom 17.07.2014: Primärversorgungssystem: Wien schafft Blaupause für deutsche Strukturreform.
[39] Kieler Nachrichten vom 12.06.2015: Germanwings-Copilot konsultierte 41 Ärzte.
[40] Glaeske G: Von der Evidenz zur Patientenorientierung, Aufgaben und Ziele der Versorgungsforschung. Vortrag auf dem Symposium der DAK-Gesundheit am 03.07.2014 in Hamburg.

etwa 4 bis 25 Prozent auf Arzneimittelinteraktionen zurückzuführen sind. Das Risiko potenziert sich bei unkontrollierter Inanspruchnahme mehrerer Ärzte (▶ Kap. 13 »Versorgung multimedikamentöser Patienten«).

Über das Ausmaß der isolierten und unkontrollierten gleichzeitigen Inanspruchnahme mehrerer Ärzte sowie die Kommunikation von Fach- und Hausärzten gibt es kaum Publikationen. Büchner hat diese Problematik untersucht mit dem Ergebnis, dass in seiner Allgemeinpraxis 44 Prozent der Überweisungen von Patienten an einen Facharzt ohne Arztbrief des Facharztes und damit ohne Rückkoppelung an ihn blieben, 13 Prozent aller Patienten bundesweit ausschließlich und damit ohne Überweisung einen Facharzt oder mehrere Fachärzte und 31 Prozent seiner hausärztlich betreuten Patienten ohne Überweisung einen Facharzt oder mehrere Fachärzte aufsuchten. Für die gleiche Arbeit hat das Zentralinstitut für die kassenärztliche Versorgung (ZI) für 2010 zwei Statistiken zur primären Inanspruchnahme von Gebietsärzten, im allgemeinen Sprachgebrauch auch von Fachärzten, erstellt. Danach haben regional unterschiedlich zwischen 10 und 20 Prozent aller Patienten einen Gebietsarzt konsultiert, ohne dass sie zuvor einen Hausarzt aufgesucht haben, bundesweit im Durchschnitt 14 Prozent. Ebenfalls 2010 haben im Bundesdurchschnitt 22 Prozent aller Patienten mit Hausarztkontakt Gebietsärzte ohne Überweisung in Anspruch genommen, ebenfalls mit regionalen Unterschieden[41].

Neben den gesundheitlichen Risiken, die für den Patienten mit der unkoordinierten Inanspruchnahme von Ärzten verbunden sind, wird unnötig ärztliche Zeit in Anspruch genommen, werden die Sprechstunden niedergelassener Ärzte gefüllt. Dem System, der Gesetzlichen Krankenversicherung, entstehen vermeidbare Kosten in nicht bekannter Höhe.

Dass Mitglieder eines Gesundheitssystems nach eigenem Ermessen und auf Kosten des Systems Ärzte in Anspruch nehmen können wie in Deutschland, ist weltweit ohne Beispiel.

Schlussfolgerung Die Schlussfolgerung lautet, dass in Deutschland kein Hausarzt weiß, inwieweit er über alle seine Patienten betreffenden Behandlungsdaten anderer Ärzte unterrichtet ist und auch keine zuverlässige Kenntnis über alle von einem Patienten eingenommenen Arzneimittel hat.

Vorschlag

Die freie Arztwahl wird eingeschränkt, im Interesse von Patient und System. Jeder Versicherte wird verpflichtet, einen Hausarzt zu wählen, den er erst nach einem Jahr wechseln kann. Dies wird kontrolliert und sanktioniert. Die Krankenkasse darf Leistungen von Patienten ohne Hausarzt nicht mehr bezahlen. Der Versicherte ist frei in der Wahl eines Hausarztes. Fachärzte dürfen nur mit Überweisung durch einen Hausarzt aufgesucht werden. Der Patient ist frei in der Wahl des Facharztes. Nimmt ein Patient einen Facharzt ohne Überweisung in Anspruch, hat er die Kosten selbst zu tragen. Der Facharzt ist zu einem zeitnahen Arztbrief an den überweisenden Hausarzt verpflichtet. Ein derartiges System, ein Hausarzt- oder Primärarztsystem, wird durch

---

[41] Büchner RW: Ärztliche Kommunikation als Grundlage allgemeinärztlicher Versorgung nach § 76 SGB V, Medizinphilosophische Ableitung und Praxisergebnisse. Inauguraldissertation. Kiel 2013.

die Ablösung der Fallpauschalen in der Finanzierung der Vertragsärzte durch feste Preise unterstützt (▶ Kap. 12 »Feste Preise in der Gesetzlichen Krankenversicherung«). Die umfassende Information aller an der Behandlung eines Patienten beteiligten Ärzte und Einrichtungen wird durch die Kenntnis aller einen Patienten betreffenden Daten durch die verpflichtende elektronische Gesundheitskarte und Gesundheitsakte (▶ Kap. 14 »Digitale Gesundheit zukunftsfest machen«) funktionsfähig gemacht. Ein derartiges Hausarztsystem ist ein einzigartiges Instrument für die Patientensicherheit.

6.4   Förderung der Weiterbildung zum Allgemeinarzt

Vorbemerkung Die Forderung nach einem Hausarztsystem läuft ins Leere, wenn nicht eine ausreichende Zahl von Allgemeinärzten als Säule einer hausärztlichen Versorgung zur Verfügung steht. Die Perspektive ist kritisch. Nach Angaben der Kassenärztlichen Bundesvereinigung lag 2013 der Anteil der Hausärzte an der Gesamtzahl der Vertragsärzte bei 38 Prozent. 2008 waren es noch 49 Prozent. Da 2013 von den Anerkennungen zum Facharzt bundesweit nur noch rund 10 Prozent Anerkennungen für Allgemeinmedizin gewesen sind, setzt sich dieser Trend fort: Mehr Fachärzte, weniger Allgemeinärzte – dies bedeutet, dass so schnell wie möglich gehandelt werden muss. Es wird vorgeschlagen.

6.4.1   Approbationsordnung für Ärzte

Grundlage der Ausbildung zum Arzt ist die Approbationsordnung für Ärzte, in der Ziel und Gliederung der Ausbildung festgelegt werden. Ziel der ärztlichen Ausbildung ist der wissenschaftlich und praktisch in der Medizin ausgebildete Arzt, der zur eigenverantwortlichen und selbstständigen ärztlichen Berufsausübung sowie zur Weiterbildung und zu ständiger Fortbildung befähigt ist. Die Ausbildung soll grundlegende Kenntnisse, Fähigkeiten und Fertigkeiten in allen Fächern vermitteln, die für eine umfassende Gesundheitsversorgung der Bevölkerung erforderlich sind[42].

Vorschlag
In Anbetracht der Bedeutung der hausärztlichen Versorgung wird die Approbationsordnung für Ärzte dahingehend geändert, dass Schwerpunkt der Ausbildung zum Arzt die hausärztliche Versorgung ist.

---

[42] Approbationsordnung für Ärzte vom 27.06.2002 (BGBl. I S. 2405), zuletzt geändert durch Art. 2 V v. 02.08.2013 I 3005. www.gesetze-im-internet.de.

6.4.2 Zulassung zum Medizinstudium

Die Studienplätze für Humanmedizin werden zu 40 Prozent zentral von der Stiftung für Hochschulzulassung, der früheren »Zentralstelle für die Vergabe von Studienplätzen« (ZVS), und zu 60 Prozent von den medizinischen Fakultäten in eigenen Auswahlverfahren vergeben. Für die Auswahl können die medizinischen Fakultäten Tests oder Bewerbungsgespräche durchführen. Die Abiturnote ist aber auch weiter ein wichtiges Kriterium. Einige Fakultäten haben das Auswahlverfahren an die Stiftung mit der Begründung abgegeben, das Verfahren sei zu aufwändig.

Vorschlag
Die Zulassung für das Studium der Humanmedizin erfolgt ausschließlich durch die medizinischen Fakultäten. Mit Tests und Auswahlgesprächen wird versucht, diejenigen Bewerber zuzulassen, von denen erwartet werden kann, dass sie nach ihrer Approbation vorwiegend ärztlich und dabei auch als Hausarzt tätig sein werden.

6.4.3 Lehrstühle für Allgemeinmedizin

Nach der Approbationsordnung für Ärzte ist die Allgemeinmedizin Teil der Ausbildung zum Arzt. Dementsprechend ist die Allgemeinmedizin auch Teil von Prüfungen. Dies erfordert wie in allen anderen Fächern Ausbildungsangebote, die vorübergehend oder zusätzlich von Lehrpraxen, letztlich aber von Lehrstühlen für Allgemeinmedizin erbracht werden. 2014 hatten nur 20 der 37 medizinischen Fakultäten einen Lehrstuhl für Allgemeinmedizin oder eine vergleichbare Einrichtung wie ein Institut für Allgemeinmedizin. In mehreren Fakultäten laufen die Planungen für die Einrichtung eines Lehrstuhls für Allgemeinmedizin.

Vorschlag
Es ist Aufgabe jeder Landesregierung, sicherzustellen, dass jede medizinische Fakultät in ihrem Land über einen Lehrstuhl für Allgemeinmedizin verfügt.

6.4.4 Weiterbildung zum Facharzt für Allgemeinmedizin

Die Weiterbildung zum Facharzt für Allgemeinmedizin, zum Allgemeinarzt, dauert fünf Jahre. In dieser Zeit sind von dem Arzt in Weiterbildung die in der Weiterbildungsordnung festgelegte Weiterbildungszeit im Krankenhaus und in der ambulanten vertragsärztlichen Versorgung zu durchlaufen. Grundsätzlich muss sich jeder Arzt in Weiterbildung seine Weiterbildungsstellen selbst suchen. In einigen Bundesländern gibt es jedoch unterschiedliche organisatorische und finanzielle Hilfen von Landesärztekammern und Kassenärztlichen Vereinigungen. Es bleibt das Problem, dass in Krankenhäusern ein relativ kurzfristig in einer Abteilung tätiger Arzt in Weiterbildung zum Allgemeinarzt eher eine ökonomische Belastung ist, da vom Krankenhaus nicht in einen Arzt investiert wird, der im Rahmen seiner Weiterbildung zum Facharzt dem Krankenhaus keinen ökonomischen Nutzen bringt. Darüber hinaus wird eine Weiterbildung zu einem anderen Facharzt oft in einer einzigen Abteilung oder zumindest in einem einzigen Krankenhaus absolviert, während der in Weiterbildung zum Allgemeinarzt befindliche Arzt in mehreren Abteilungen und oft auch in mehreren Krankenhäusern tätig sein muss. Hinzu kommt die Weiterbildung im ambulanten Bereich. Insgesamt ist die Weiterbildung zum Allgemeinarzt mit einem erheblichen Aufwand für den in Weiterbildung befindlichen Arzt verbunden.

Vorschlag

Es wird eine strukturierte und finanzierte Weiterbildung zum Allgemeinarzt und damit zum Hausarzt eingeführt. Die Deutsche Gesellschaft für Allgemeinmedizin (DEGAM) und die Lehrstuhlinhaber für Allgemeinmedizin werden gemeinsam vom Bundesgesundheitsministerium beauftragt, ein Curriculum für die Weiterbildung in der Allgemeinmedizin zu erstellen als Grundlage für die Weiterbildungsordnungen der Landesärztekammern. Hierzu gehört, dass jedem Arzt die Weiterbildungsstätten garantiert werden. Die finanziellen Mittel werden vom Bundesgesundheitsministerium bereitgestellt, entweder aus allgemeinen Steuermitteln, aus dem Zuschuss des Bundes an die Gesetzliche Krankenversicherung, aus dem Gesundheitsfonds oder aus einer Kombination dieser drei Finanzierungsquellen. Zu den Kosten gehört auch:

- Finanzierung der Ärzte in Weiterbildung zum Allgemeinarzt mit monatlich rund 4.000 Euro und damit dem Anfangsgehalt eines Assistenzarztes im Krankenhaus. Dies bedeutet für einen Arzt rund 50.000 Euro jährlich, für 1.000 Ärzte jährlich rund 50 Millionen Euro und damit bei einer unveränderten Weiterbildungszeit von fünf Jahren 250 Millionen Euro jährlich, dies für 1.000 Ärzte für jeweils einen Zeitraum von 5 Jahren.
- Kosten für zentrale Weiterbildungsveranstaltungen
- Verwaltungskosten

Der so weitergebildete Allgemeinarzt verpflichtet sich zu einer Tätigkeit als Allgemeinarzt von zehn Jahren. Der Arzt ist frei in der Wahl seiner Tätigkeit als niedergelassener Allgemeinarzt, als angestellter Arzt oder in Teilzeit, und er ist frei in der Wahl seines Tätigkeitsortes.

Die Bundesärztekammer prüft in Verbindung mit der Deutschen Gesellschaft für Allgemeinmedizin und den Lehrstuhlinhabern für Allgemeinmedizin, ob bei einer derart geänderten Approbationsordnung für Ärzte und einer so strukturierten Weiterbildung die Zeit der Weiterbildung reduziert werden kann. Die Bundesärztekammer ermittelt den Bedarf an Allgemeinärzten für die vorhersehbare Zeit.

Es ist kein anderer Bereich in der Gesundheitsversorgung erkennbar, in dem die hierfür erforderlichen finanziellen Mittel so wirkungsvoll eingesetzt werden können wie in diesem Bereich.

6.5   Integrierte Versorgung

Wohl kaum etwas ist so schwierig zu behandeln wie das Thema integrierte Versorgung, worunter die sektorenübergreifende Versorgung stationär und ambulant verstanden wird. Eine Situationsanalyse ist genauso müßig wie eine Auflistung von Forderungen, Planungen, Grundsatzerklärungen und Modellvorschlägen. Alles ist bekannt und nichts ist die Lösung. Es genügt die Feststellung, dass es sich um zwei Versorgungssysteme mit unterschiedlicher Finanzierungssystematik handelt. Krankenhäuser erhalten von den Bundesländern eine Investitionskostenfinanzierung für Investitionen und für die Betriebskosten von den gesetzlichen Krankenkassen als überwiegender Kostenträger krankenhausindividuell abgerechnete Fallpauschalen. Die niedergelassenen Ärzte erhalten von den gesetzlichen Krankenkassen eine pauschalierte Gesamtvergütung, die dann von der Selbstverwaltung der Ärzte über die kassenärztlichen Vereinigungen verteilt wird. In Ländern mit einem für die stationäre und ambulante Versorgung einheitlichen Finanzierungssystem gibt es die bei uns vorhandenen Finanzierungsprobleme nicht. Dafür haben diese Länder andere Probleme. Sollte ein einziger Grund für die Problematik »ambulant/stationär« genannt werden müssen, so würde dies lauten: Es geht ums Geld, genauer um Geldströme woher und für wen.

Es gibt zwei grundsätzlich verschiedene Ansätze, um bei unverändert unterschiedlicher Finanzierungssystematik das Problem einer sektorenübergreifenden Versorgung zu lösen. Der eine Ansatz ist der Weg über gesetzliche Regelungen, der andere ist der Weg der Regionalisierung, der Freiwilligkeit. Für beide Ansätze wird im Folgenden je ein Beispiel angeführt. Es sind Gegenpole von zwei unterschiedlichen Konzepten.

Beispiel 1: Ambulante Spezialfachärztliche Versorgung   Als Beispiel für den gesetzgeberischen Versuch, zumindest in einem Teilbereich die integrierte ambulant-stationäre Behandlung sicherzustellen, dient die Ambulante Spezialfachärztliche Versorgung (ASV). Die ASV wurde 2003 als § 116 b in das SGB V eingeführt mit dem Ziel, die ambulante und stationäre Versorgung komplexer, schwer therapierbarer Krankheiten sicherzustellen. Das Bestreben des Gesetzgebers, diese Materie so umfassend und detailliert wie möglich zu regeln, ergibt sich allein schon daraus, dass der Gesetzestext dieses Paragrafens im SGB V in der vom Verband der Ersatzkassen veröffentlichten Publikation »vdek« (Ausgabe 2015) mehr als sechs Seiten umfasst. Den Rest und damit die Umsetzung sollte der G-BA übernehmen. Es war der größere Rest, der bis heute nicht gelöst ist und u. a. im Frühjahr 2015 mehrfach die Vertreterversammlung der Kassenärztlichen Bundesvereinigung beschäftigt hat. Drei Berichte aus der Ärzte-Zeitung mit Titel und Untertitel begleiten die Problematik. In der Ärzte-Zeitung vom 16.04.2015 heißt es: »Bleibt die ASV in den Kinderschuhen stecken? Ambulante Spezialärztliche Versorgung: Datenaustausch in Teams noch rudimentär. Bei der ASV holpert es noch gewaltig: Die Ärzteteams haben dringenden Nachholbedarf in Sachen IT-Vernetzung. Aber auch Behandlungspläne und Abrechnung bereiten derzeit noch große Schwierigkeiten.« Dann am 21.04.2015: »ASV – für viele Ärzte noch ein Buch mit sieben Siegeln. Der Präsident der Ärztekammer Westfalen-Lippe übt scharfe Kritik am Stand der ambulanten spezialfachärztlichen Versorgung. Bei vielen Vorgaben sei nicht erkennbar, wie sie im Versorgungsalltag umgesetzt werden könnten.« Und schließlich am 27.04.2015: »ASV: Auch motivierte Ärzte ernüchtert. Eigentlich soll die ambulante spezialfachärztliche Versorgung die Zusammenarbeit zwischen Praxen und Kliniken verbessern. Allerdings werden offenbar in den Ländern teilweise Hürden aufgebaut, die Ärzte zur Verzweiflung bringen.« Ein Kommentar des Deutschen Ärzteblattes vom 08.05.2015 trägt die Überschrift: »Wenig Euphorie bei den Beteiligten.« Es gibt aber auch Hoffnungsschimmer, wenn es in der Ärzte-Zeitung vom 24./25.04.2015 heißt: »ASV: Fachärzte werben für neue Chancen.«

Zur Erinnerung: Der § 116b wurde 2003 in das SGB V eingeführt, und wir schreiben das Jahr 2015.

Es dürfte deutlich geworden sein, dass eine gesetzliche Regelung zur Lösung der Problematik einer integrierten ambulant-stationären Versorgung für bestimmte Patientengruppen keine Lösung ist. Die Komplexität der Materie ist groß, der bürokratische Aufwand unvertretbar hoch. Damit scheidet eine derartige Lösung aus.

Beispiel 2: Städtisches Krankenhaus Maria Hilf Brilon gGmbH Beispiel für eine regionale freiwillige Zusammenarbeit zwischen niedergelassenen Ärzten und einem Krankenhaus ist das Städtische Krankenhaus Maria Hilf Brilon gGmbH, die wohl umfangreichste Kooperation eines Krankenhauses mit niedergelassenen Ärzten. Das Städtische Krankenhaus Maria Hilf Brilon mit 200 Betten hat in der Stadt Brilon mit rund 30.000 Einwohnern in Kooperation mit 34 niedergelassenen Fachärzten auf dem Campus des Gesundheitsparks »Maria-Hilf« ein Gesundheitszentrum der integrierten Versorgung entwickelt, das mit den 30 angestellten Ärzten des Krankenhauses 35 Fachrichtungen abdeckt. Vorhanden sind zur gemeinsamen Nutzung u. a. ein Linearbeschleuniger, ein MRT, ein Linksherzkathetermessplatz, zwei Computertomografen und ein Nierensteinlithotripter. Es besteht eine Kooperation mit einem Krankenhaus der Maximalversorgung, von dem zeitweilig Spezialärzte im Krankenhaus Maria-Hilf tätig sind, womit erreicht wird, dass nur besonders schwere Fälle in das Krankenhaus der Maximalversorgung überwiesen werden müssen. Geplant ist ein 5-Phasen-Modell mit Prävention, umfassender ambulanter und stationärer Versorgung, Rehabilitation und Pflege sowie eine Erweiterung um Allgemeinärzte, mit denen auch eine hausärztliche Versorgung der Region vorgesehen ist. Bis Ende 2015 wird für die ambulante Versorgung allein eine Vollversorgung einschließlich der fachärztlichen Versorgung analog dem Projekt der hausarztzentrierten Versorgung in Baden-Württemberg angestrebt. Das Beispiel Brilon ist eine gelungene Kooperation ambulant/stationär, eine gelungene integrierte Versorgung.

> **Vorschlag**
> Entsprechend der Zielsetzung dieses Buches, insbesondere Strukturen der Gesundheitsversorgung so weit wie möglich an Grundsätzen der sozialen Marktwirtschaft zu orientieren, wird vorgeschlagen, alle Barrieren zu beseitigen, die freiwillige und gegebenenfalls vertraglich geregelten Formen der Zusammenarbeit zwischen niedergelassenen Ärzten und Krankenhäusern entgegenstehen. Örtliche und regionale Lösungen sind das Gebot der Stunde. Was sich bewährt, sollte nachgeahmt werden können. Erfolge sind von örtlichen und regionalen Lösungen und nicht durch verbindliche, bundesweit einheitlich geltende Vorschriften des Gesetzgebers zu erwarten. Zu groß sind die Unterschiede in Deutschland, und zu verschieden sind die Möglichkeiten, die in der Lage sind, örtliche und regionale Probleme zu lösen.

6.5.1 Mehr Ärztinnen, weniger Ärzte

Die Zahlen sprechen eine deutliche Sprache. 2014 waren von den berufstätigen Ärzten 54,5 Prozent männlich und 45,5 Prozent weiblich, im Wintersemester 2013/2014 waren von den Medizinstudierenden 39,4 Prozent männlich und 60,6 Prozent weiblich und im gleichen Semester im Erstsemester 37,8 Prozent männlich und 62,2 Prozent weiblich. Damit wird sich kontinuierlich bei den berufstätigen Ärzten der Anteil von Ärztinnen erhöhen und von Ärzten verringern.

Die Auswirkungen werden sowohl den ambulanten als auch den stationären Bereich betreffen. In beiden Bereichen nimmt der Wunsch nach Teilzeitarbeit und im ambulanten Bereich auch nach einem Angestelltenverhältnis zu. Im ambulanten Bereich stellt sich die Frage, inwieweit Ärztinnen zu einer Niederlassung in eigener Praxis bereit sind, im stationären Bereich die Frage, ob genügend Ärztinnen in allen Fachgebieten zur Übernahme von Leitungsfunktionen bereit sind.

6.6 Ambulante zahnmedizinische Versorgung durch Vertragszahnärzte

Nach dem Jahrbuch der Kassenzahnärztlichen Bundesvereinigung hat sich die Zahl niedergelassener Zahnärzte von 43.514 im Jahr 1991 auf 53.767 im Jahr 2012 erhöht, die Zahl der Approbationen hat sich von 2.444 im Jahr 1991 auf 2.087 im Jahr 2012 verringert. Seit einigen Jahren ist ein Rückgang an Approbationen zu verzeichnen.

Die zahnmedizinische Versorgung ist auch im ländlichen Raum noch gesichert. Es kann jedoch erwartet werden, dass mit einer Verzögerung von einigen Jahren auch hier die Versorgung mit Zahnärzten abnimmt. Die Verzögerung erklärt sich daraus, dass es bei Zahnärzten keinen so starken Rückgang wie bei Allgemeinärzten gibt.

Für die Bevölkerung ländlicher Räume bedeutet dies, dass auch in der zahnmedizinischen Versorgung längere Wege in Kauf genommen werden müssen. Erst später und zu einem nicht zu prognostizierenden Zeitpunkt wird es voraussichtlich einen Mangel an niedergelassenen Vertragsärzten geben.

Mehr Zahnärztinnen, weniger Zahnärzte Bei den Zahnärzten bietet sich ein ähnliches Bild wie bei den Ärzten. 2014 waren von den behandelnd tätigen Zahnärzten, so die Statistik der Bundeszahnärztekammer, 54,5 Prozent männlich und 45,5 Prozent weiblich, im Wintersemester 2013/2014 von den Zahnmedizinstudierenden 35,4 Prozent männlich und 64,6 Prozent weiblich, und im Erstsemester im Wintersemester 2013/2014 waren 32,6 Prozent männlich und 67,4 Prozent weiblich. Bei den Zahnärzten betreffen die Auswirkungen in erster Linie den ambulanten Bereich, auch hier mit dem Wunsch von Zahnärztinnen nach mehr Teilzeitarbeit und nach einem Angestelltenverhältnis mit der Frage, wie viele der Zahnärztinnen bereit sind, sich in eigener Praxis niederzulassen.

6.7 Arzneimittelversorgung durch öffentliche Apotheken

Mit rund 21.000 öffentlichen Apotheken im Jahr 2014 gibt es ein dichtes Netz von Apotheken und dies auch im ländlichen Raum. Apotheken sind in ihrer wirtschaftlichen

Existenz von der Abgabe verschreibungspflichtiger Arzneimittel und damit von der Verschreibung dieser Arzneimittel durch Ärzte abhängig. Geht im ländlichen Raum die Zahl niedergelassener Ärzte zurück, kommt der Zeitpunkt, an dem Apotheken ihre Existenzgrundlage verlieren. Sie werden schließen. Dies ist vorhersehbar. Die sich daraus ergebende Aufgabe, die Sicherstellung der Versorgung der Bevölkerung mit Arzneimitteln aus Apotheken, dürfte im Wesentlichen eine organisatorische Aufgabe mit Hol- und Bringdiensten und mit nachbarschaftlicher Hilfe sein.

Mehr Apothekerinnen, weniger Apotheker Bei den Apotheken ist das Bild nicht anders als bei Ärzten und Zahnärzten. 2014 waren von den berufstätigen Apothekern 30,8 Prozent männlich und 69,2 Prozent weiblich, im Wintersemester 2013/2014 von den Pharmaziestudierenden 30,2 Prozent männlich, 69,8 Prozent weiblich und im Erstsemester 29,6 Prozent männlich und 70,4 Prozent weiblich. Die Auswirkungen betreffen in erster Linie die öffentlichen Apotheken und auch hier mit dem Wunsch nach mehr Teilzeit und Beschäftigung im Angestelltenverhältnis mit der Frage, wie viele der Apothekerinnen bereit sein werden, eine öffentliche Apotheke zu übernehmen.

6.7.1 Auswirkungen der Zunahme von Frauen in drei Heilberufen auf die Versorgungssituation

Drei Heilberufe im Wandel. Mehr Ärztinnen, weniger Ärzte, mehr Zahnärztinnen, weniger Zahnärzte, mehr Apothekerinnen, weniger Apotheker. Diese Angaben über die Entwicklung in diesen drei Heilberufen verdeutlichen Veränderungen, deren Auswirkungen bevorstehen. Dass diese Entwicklung noch nicht abgeschlossen ist, geht aus den Relationen »männlich zu weiblich« bei den Erstsemestern hervor. Zusammen mit anderen Entwicklungstendenzen wie der Spezialisierung in der ärztlichen Berufsausübung und einem gewandelten Berufsverständnis kommender Ärztegenerationen wird der Wandel bei Ärzten, Zahnärzten und Apothekern unvermeidlich zu einem Konzentrationsprozess in der medizinischen Versorgung führen beziehungsweise den schon erkennbaren Konzentrationsprozess verstärken, bei Ärzten im ambulanten und stationären Bereich und bei Zahnärzten und Apothekern im ambulanten Bereich. Betroffen ist davon auch der ländliche Raum. Der Ausdünnungsprozess in der medizinischen Versorgung wird verstärkt.

Leistungseinschränkungen in der Gesetzlichen Krankenversicherung

F. Beske, *Perspektiven des Gesundheitswesens*,
DOI 10.1007/978-3-662-48941-3_7, © Springer-Verlag Berlin Heidelberg 2016

7.1   Einführung

In der Gesetzlichen Krankenversicherung (GKV) gilt das gleiche Prinzip wie in der großen Politik. Solidarität ist nur die eine Seite der Medaille. Die andere Seite ist Selbstverantwortung, ist eigenverantwortliches Handeln. Ohne diese Seite der Medaille hat Solidarität keine Grenzen und wird unfinanzierbar.

Alles deutet darauf hin, dass schon in Kürze der jetzige Leistungsumfang der GKV nicht mehr finanziert werden kann und dass Leistungseinschränkungen unvermeidbar sind. Vorbereitend sollte Zurückhaltung bei neuen Leistungen erfolgen. Das Gegenteil jedoch ist der Fall. Unverändert werden neue Leistungen gefordert, angekündigt und gewährt. Beispielhaft seien erwähnt:

- Die Deutsche Gesellschaft für Schmerzmedizin fordert eine bessere Versorgung von Schmerzpatienten[1].
- Der Bundesrat will Krankenkassen dazu verpflichten, Einrichtungen der Patientensicherheit mit 500.000 Euro jährlich zu unterstützen[2].
- Die Bundestagsfraktion der Union will die Krankenkassen verpflichten, anonyme Therapien für Pädophile zu finanzieren[3].
- Die Union will Sportkurse auf Rezept[4].
- Im geplanten Präventionsgesetz des Bundes will die SPD-Fraktion die Ausgaben der Krankenkassen für Prävention pro Versichertem von jetzt 3,41 Euro zunächst auf 7 Euro, später auf 10 Euro jährlich erhöhen[5]. Bundesgesundheitsminister Gröhe rechnet mit Ausgaben von 500 Millionen Euro jährlich für dieses Gesetz[6].
- Der Bundestag hat im Juli 2015 im Regierungsentwurf des Präventionsgesetzes die Mittel der GKV für die Selbsthilfe von jährlich rund 38 auf rund 73 Millionen erhöht.
- Die Unabhängige Patientenberatung Deutschland (UPD) erhält in den nächsten sieben Jahren 62 Millionen Euro von der GKV.
- Das am 22.07.2015 in Kraft getretene GKV-Versorgungsstärkungsgesetz sieht unter anderem neue Leistungen vor zur Verhütung von Zahnerkrankungen bei Pflegebedürftigen und Menschen mit Behinderung, Zweitmeinungen bei planbaren Eingriffen, Entlass-Management nach Krankenhausbehandlung sowie Beratung bei längerem Krankengeldbezug[7].
- Die Bundesregierung plant mit dem Hospiz- und Palliativgesetz eine Verbesserung der Leistungen für die Palliativmedizin und die Sterbebegleitung mit Kosten bis zu 200 Millionen Euro jährlich[8].
- Kettenraucher fordern gerichtlich die Übernahme von Therapiekosten durch die GKV[9].

---

[1] Frankfurter Rundschau vom 20.03.2014: Endlich die Pein loswerden.
[2] Ärzte-Zeitung vom 10.04.2015: Akteure loben Initiative des Bundesrates.
[3] Rheinische Post vom 18.02.2015: Kassen sollen Therapien für Pädophile bezahlen.
[4] Ostsee-Zeitung vom 23.10.2014: Mehr Prävention: Union will Sportkurse auf Rezept.
[5] Süddeutsche Zeitung vom 17.10.2014: Gesund und reich.
[6] Der Tagesspiegel vom 30.10.2014: 500 Millionen für die Vorsorge.
[7] Ärzte-Zeitung vom 17.10.2014: GKV-Versicherte erhalten neue Leistungen.
[8] Rheinische Post vom 19.03.2015: 200 Millionen mehr für Sterbenskranke.
[9] Schleswig-Holsteinisches Ärzteblatt vom Juni 2014: Kettenraucher fordern vor Gericht Übernahme von Therapiekosten.

— Die SPD will die gesetzlichen Krankenkassen verpflichten, die Kosten für eine künstliche Befruchtung wieder voll und auch für Paare ohne Trauschein zu übernehmen[10].

Immer geht es um Mittel der Gesetzlichen Krankenversicherung. Niemals werden Steuermittel oder Eigenbeteiligung gefordert. Es gilt, was das Handelsblatt schreibt:»Gute Taten kosten sehr viel Geld.«[11] Der GKV-Spitzenverband beziffert die Mehrausgaben der gesetzlichen Krankenkassen allein durch die vom Bundesgesundheitsminister geplanten fünf Reformen bis 2019 auf mehr als 11 Milliarden Euro mit einer dementsprechend dauerhaften Belastung der Versicherten durch steigende Beitragssätze[12]. Nach dem BKK-Dachverband belaufen sich die Mehrausgaben der GKV allein durch das Versorgungsstärkungsgesetz, das Präventionsgesetz und die Krankenhausreform 2016 auf eine Milliarde Euro, 2017 auf 1,9 Milliarden Euro, und dies ebenfalls als Dauerausgabe, die allein von den Versicherten der GKV zu tragen ist[13].

❯ Keine dieser Forderungen soll infrage gestellt werden. Jede dieser Forderungen kann ihre Berechtigung haben. In einer Situation jedoch, in der Leistungseinschränkungen zu erwarten sind, bedeuten neue Leistungen mit neuen Kosten eine Erschwerung der Entscheidungen von morgen. Zeitgleich sowohl neue Leistungen fordern als auch auf die bedrohliche Situation verweisen, die durch den demografischen Wandel zu erwarten ist, das passt nicht zusammen.

Es kommt hinzu, dass Einschränkungen in der Gesundheitsversorgung unmittelbare und akut spürbare Auswirkungen auf Patienten haben können, während Entscheidungen in der gesetzlichen Rentenversicherung und auch in der Sozialen Pflegeversicherung für viele einen längeren Vorlauf haben. Desto heftiger können Reaktionen auf Leistungseinschränkungen in der GKV sein.

Dies ist schon heute spürbar. Ablehnungen von Leistungen durch Krankenkassen, rational begründet im Rahmen ihrer Ermessensentscheidung nach den Vorgaben von § 12 SGB V »notwendig und ausreichend«, aber auch ohne einen gesetzlich festgelegten Anspruch des Versicherten sind Gegenstand öffentlicher Diskussion. Einige Beispiele mit Überschriften aus Tageszeitungen: In der »Welt« heißt es am 20.08.2013: »Kassen verweigern Patienten oft Leistungen. Mehr als 200.000 wurden 2012 zurück in den Job geschickt.« In der Ärzte-Zeitung vom 21.07.2014 steht: »Häusliche Krankenpflege: AOK Nordost gibt sich hartleibig.« Und die-Ärzte Zeitung titelt am 08.04.2015: »Pflegegutachten. MDK empfiehlt zu selten Rehabilitation.« Es werden aber auch Handlungsoptionen angeboten, so in der Sächsischen Zeitung vom 15.07.2014: »Wenn die Krankenkasse nicht zahlen will. Die Unabhängige Patientenberatung rät zu ,Widerspruch in der richtigen Form'.« Aber auch die Politik greift ein. Die Süddeutsche Zeitung vom 20.08.2013 verweist auf politisches Missbehagen: »Viele Kassenpatienten gehen leer aus. Hunderttausende Anträge auf Reha und Krankengeld wurden 2012 nicht bewilligt. Minister Bahr: »Das ist nicht in Ordnung.«

Damit stellt sich die Frage, wie die Notwendigkeit begründeter Einschränkungen der GKV zum Thema gemacht werden kann.

---

[10] Ärzte-Zeitung vom 13.07.2015.
[11] Handelsblatt vom 19.03.2015: Gute Taten kosten sehr viel Geld.
[12] Die Welt vom 04.06.2015: Krankenversicherung bald deutlich teurer.
[13] Ärzte-Zeitung vom 28.05.2015: Drei Gesetze, eine Milliarde Zusatzkosten.

Im derzeitigen Stadium dürften Vorschläge mit Leistungseinschränkungen und selbst der Aufruf zu einer öffentlichen Diskussion über das zu erwartende Missverhältnis von Leistungsumfang und Finanzierungsmöglichkeiten von der Politik abgelehnt werden. Daraus ergibt sich auch, dass Verbände und Interessenvertreter im Gesundheitswesen diese Diskussion nicht anstoßen können, da sie schon intern auf Widerstand und in der Öffentlichkeit auf Unverständnis und Ablehnung stoßen könnten. So ist es verständlich, dass es aus diesen Bereichen kaum Initiativen gibt. Allerdings wird in einem Positionspapier der Allianz Deutscher Ärzteverbände von 2013 die künftige Bundesregierung aufgefordert, sich eines neuen Leistungskatalogs für die gesetzlichen Krankenkassen unter den Bedingungen knapper Ressourcen anzunehmen[14]. Schulze, Präsident der Ärztekammer Sachsen, fordert Priorisierung in der Gesundheitsversorgung und damit eine Rangfolge in der Behandlung z. B. nach Schweregrad und sieht Handlungsbedarf bei der Politik[15].

Da nicht erkennbar ist, dass sich die Politik dieses Themas annehmen und den Anstoß zu einer Diskussion über den Umgang mit knappen Ressourcen geben wird, bleibt allein die Wissenschaft.

❯ Wird nicht gehandelt, tritt ein, was als »worst case« bezeichnet werden kann. Dies würde bedeuten, dass nicht die medizinische Notwendigkeit über das Gewähren oder Versagen von Leistungen entscheidet, sondern allein der Zufall. Dies ist das, was geschieht, wenn nichts geschieht. Es ist die ungerechteste und unsozialste Lösung überhaupt, eine Lösung, bei der Entscheidungen über Gewährung oder Ablehnung von Leistungen allein von Krankenkassen als Kostenträger und von Leistungserbringern und dabei insbesondere von Ärzten getroffen werden müssen. Es entscheidet der Zufall. Richtig ist aber auch, dass die Einschränkung von Leistungen zu den wohl schwierigsten Aufgaben der Gesundheitspolitik gehört.

7.2   Handlungsoptionen

Die Prämisse lautet: Das Notwendige wird für jeden Versicherten geleistet, medizinischer Fortschritt für alle und gerechte Zuteilung von Leistungen bei begrenzten Mitteln. Dies erfordert eine Anpassung der Leistungen an die jeweils zur Verfügung stehenden Mittel. Die Gestaltung des Leistungskatalogs der GKV ist ein dynamischer Prozess auch mit Anpassungen an den medizinischen Fortschritt und an medizinische Notwendigkeiten. Neue Leistungen können nur dann in den Leistungskatalog aufgenommen werden, wenn ihre Finanzierung gesichert ist.

Vorgehensweise Hoppe, der verstorbene frühere Präsident der Bundesärztekammer, hat 2010 einen Gesundheitsrat für dieses Thema mit folgender Besetzung vorgeschlagen:
- Philosophen
- Theologen
- Juristen

---

[14] Positionspapier der Allianz Deutscher Ärzteverbände (Berlin) vom 29.08.2013: Für eine bessere Versorgung sowie faire und kalkulierbare Rahmenbedingungen für die freiberufliche Berufsausübung.
[15] Leipziger Volkszeitung vom 04.07.2014: Mit 80 noch ein neues Hüftgelenk? Debatte um Medizin und Kosten.

- Patientenvertreter
- Ärzte
- Gesundheitsberufe[16]

Dieser Vorschlag ist oft diskutiert, aber nie umgesetzt worden.
Es sind Kriterien für Leistungseinschränkungen definiert worden. Die Zentrale Ethikkommission hat 2007 eine Stellungnahme zur Priorisierung medizinischer Leistungen im System der Gesetzlichen Krankenversicherung mit folgenden Vorgaben vorgelegt:
- medizinische Bedürftigkeit: Schweregrad und Gefährlichkeit der Erkrankung, Dringlichkeit des Eingreifens
- erwarteter medizinischer Nutzen
- Kosteneffektivität[17]

Diese Aufstellung kann ergänzt werden um die vom Lübecker Bürgerforum 2010 erarbeiteten Kriterien zur Prioritätensetzung in der medizinischen Versorgung:
- Lebenserwartung und Dringlichkeit der Behandlung
- bedarfsgerechte Verteilung
- kalendarisches Alter und Generationengerechtigkeit
- Wartezeit
- Patientenwille
- Lebensqualität
- Kosteneffizienz
- Innovation und Fortschritt in der Medizin
- Nachweisbarkeit der Wirksamkeit[18]

Werden diese drei Stellungnahmen mit ihren Kriterien zusammengeführt und in konkretes Handeln umgesetzt, dann ergibt sich eine Situation, die konkrete Ergebnisse nahezu ausschließt. Immer ständen bestimmte Kriterien, ethische Grundsätze oder soziale Bedenken konkretem Handeln entgegen. Ein derartiges Vorgehen ist also keine Handlungsoption.

❯ Weder liegt ein Vorschlag über Leistungseinschränkungen vor, der diskutiert werden könnte, noch gibt es einen praktikablen Vorschlag für die Vorgehensweise zur Erarbeitung solcher Vorschläge. Handeln muss der Gesetzgeber und damit die Politik, denn der Leistungskatalog der Gesetzlichen Krankenversicherung muss gesetzlich und damit demokratisch legitimiert bestimmt werden.

Der erste Schritt wäre die öffentliche Anerkennung durch die Politik, dass Leistungseinschränkungen in der GKV unvermeidbar sind, und dies mit Begründung. Dabei muss herausgestellt werden, dass es hierzu keine Alternative gibt und dass das Ziel von Leistungseinschränkung eine gerechte Verteilung begrenzter Mittel und damit auch in der Zukunft die Sicherstellung der Versorgung mit notwendigen Gesundheitsleistungen sowie

---

[16] Rede des Präsidenten der Bundesärztekammer und des Deutschen Ärztetages, Prof. Dr. Jörg-Dietrich Hoppe, zur Eröffnung des 113. Deutschen Ärztetages in Dresden am 11.05.2010.
[17] Zentrale Ethikkommission: Stellungnahme zur Priorisierung medizinischer Leistungen im System der Gesetzlichen Krankenversicherung (GKV), Langfassung. September 2007.
[18] Lübecker Bürgerkonferenz: Bürgervotum zur Prioritätensetzung in der medizinischen Versorgung. Lübeck, Juli 2010.

die Teilnahme aller am medizinischen Fortschritt ist. Die öffentliche Darstellung des Problems muss positiv geführt sein mit dem Hinweis auf das, was geschieht, wenn nichts geschieht. Diese Diskussion kann eingebettet sein in eine Diskussion über Strukturveränderungen in der Gesundheitsversorgung, beispielsweise der Versorgung ländlicher Räume und der Krankenhausversorgung. Die Politik muss erreichen, dass sie von möglichst vielen Beteiligten im Gesundheitswesen unterstützt wird z. B. von Verbänden im Gesundheitswesen. Ein Appell an die gesellschaftliche Verantwortung jeder Gruppe ist angebracht.

Parallel zu der öffentlichen Diskussion muss die Arbeit am Leistungskatalog beginnen. Hierzu kann die Politik an alle Beteiligten appellieren, Vorschläge vorzulegen.

❯❯ Im Mittelpunkt steht die Berufung eines Expertengremiums, das aus Mitgliedern besteht, die sich ausschließlich dem System verantwortlich fühlen und die keine Interessenvertreter sind. Ihre Aufgabe muss die Erarbeitung von Vorschlägen für Leistungseinschränkungen sein, Handlungsoptionen müssen entwickelt werden, und dies so konkret wie möglich. Das Gremium muss finanziell gut ausgestattet sein und über wissenschaftliche Mitarbeiter so wie der Sachverständigenrat für die Entwicklung im Gesundheitswesen verfügen. Die 50 Millionen Euro, die im Bundesbildungsministerium für die Versorgungsforschung zur Verfügung stehen, wären hierfür gut angelegt.

7.3   Themen für eine Diskussion über Leistungseinschränkungen in der Gesetzlichen Krankenversicherung

Die wichtigste Prämisse bei der Neubestimmung des Leistungskatalogs der GKV und damit von Themen für Leistungseinschränkungen lautet, dass es keinen Tabubereich geben darf und damit keine Leistung, die a priori nicht zur Disposition gestellt und keiner Güterabwägung unterzogen werden kann. Dies gilt mit einer einzigen Ausnahme, der Notfallversorgung (▶ Kap. 8 »Priorität für Notfallversorgung«). Insbesondere Vertreter sensibler Bereiche werden eine Ausnahme verlangen. Der erste Schritt in diese Richtung führt jedoch zu einer niemals zu lösenden Diskussion über Ausnahmetatbestände bei der Aufstellung von Prioritäten und von Posterioritäten.

Erforderlich ist auch eine Gesamtschau. Begrenzt sind nicht nur die Mittel in der Gesetzlichen Krankenversicherung, begrenzt ist die gesamte Summe für die drei Sozialsysteme Gesetzliche Krankenversicherung, gesetzliche Rentenversicherung hinsichtlich Ausgaben für die Gesundheit wie Rehabilitation und Soziale Pflegeversicherung. Ausgabensteigerungen in einem System können Auswirkungen auf die anderen Systeme haben. Dies gilt gleicherweise für das Fachpersonal. Jede Fachkraft kann nur an einer Stelle eingesetzt werden. Die Schließung oder Reduktion von Einrichtungen setzt damit auch Personal für andere Aufgaben frei. Es folgen Beispiele diskussionswürdiger Themen. Konkrete Vorschläge sind an anderer Stelle veröffentlicht worden[19].

▬ **Rationalisierung vor Rationierung** ist ein gängiger Vorwand zur Vermeidung einer Diskussion über Rationierung, über Leistungseinschränkungen. Die Forderung kann nicht lauten: Rationalisierung vor Rationierung; die Forderung muss lauten:

---

[19]   Beske F, Brix F: Solidarische, transparente und bedarfsgerechte Gesundheitsversorgung im demografischen Wandel durch Priorisierung und Rationierung – Begründung und Vorschläge. Fritz Beske Institut für Gesundheitssystemforschung, Bd. 121, Kap. 8. Kiel 2011.

Rationalisierung und Rationierung. Rationalisierung ist ein langdauernder und stetiger Prozess mit nicht kalkulierbaren Ergebnissen. Einspareffekte kommen eher der betreffenden Einrichtung als dem System zugute.

- **Versicherungsfremde Leistungen**, auch Fremdleistungen genannt, sind Leistungen, die der GKV aus familien-, sozial- oder gesellschaftspolitischen Gründen zur Entlastung des Staates oder anderer Sozialsysteme übertragen worden sind.
- **Selbstbeteiligung.** Die Selbstbeteiligung des Versicherten ist in Deutschland im internationalen Vergleich gering und dies bei dem im internationalen Vergleich umfangreichsten Leistungsumfang. Zur Diskussion stehen die Wiedereinführung einer Praxisgebühr sowie die Selbstbeteiligung bei Behandlungskosten. Ein besonderes Thema ist die Selbstbeteiligung bei selbstverschuldeter Krankheit wie Folgen von Übergewicht und von Rauchen. Die zunehmend operative Behandlung von Adipositasoperationen, z. B. Magenverkleinerung oder Dünndarmverkürzung, kann nicht die alleinige Lösung sein.
- **Festzuschüsse:** Wo immer möglich und angebracht, besonders bei Heil- und Hilfsmitteln.
- **Karenztage:** Viele Industrienationen haben ein bis drei Karenztage, bevor Krankengeld gezahlt wird.
- **Satzungsleistungen** der Krankenkassen sind freiwillige Leistungen einer Krankenkasse, Leistungen, die auch zu Werbezwecken eingesetzt werden.
- **Stationäre Rehabilitation und Kuren:** Deutschland hat im internationalen Vergleich eine Spitzenstellung bei stationärer Rehabilitation. Kuren sind in anderen Gesundheitssystemen unbekannt.
- **Bürokratieabbau** reduziert Kosten, erhöht die Bereitschaft zu eigenverantwortlichem Handeln und schafft Luft für patientenorientiertes Handeln.

Als Konsequenz von Leistungseinschränkungen in der GKV ist zu erwarten, dass mehr private Mittel für die Gesundheitsversorgung eingesetzt werden. Damit gewinnt der zweite Gesundheitsmarkt an Bedeutung. Dies trifft auch auf den Abschluss privater Zusatzversicherungen zu.

7.4 Ein Blick über die Grenzen

Wenn in keinem Gesundheitssystem der Welt alles geleistet und finanziert werden kann, was medizinisch möglich ist und was von Patienten nachgefragt wird, dann werden in allen anderen Gesundheitssystemen Leistungen begrenzt und Leistungen eingeschränkt. Hinweise und Vergleiche dieser Art helfen in der öffentlichen Diskussion jedoch nicht weiter. Erfahrungsgemäß zählt bei diesem Thema allein die eigene Betroffenheit. Der Hinweis darauf, dass die Situation in Deutschland vergleichsweise günstig ist und dass in anderen Ländern konsequent gespart wird, hat damit wenig Bedeutung für unsere eigene Situation. Einige Beispiele sollen dennoch angeführt werden.

Auch in Deutschland beginnt die Diskussion darüber, was ein Leben wert ist und was die Verlängerung des Lebens kosten darf. So haben die Kosten neuer Krebsmittel die Frankfurter Allgemeine Sonntagszeitung vom 09.02.2014 dazu veranlasst, dieses Thema unter der Überschrift zu behandeln:»Was darf ein Monat längeres Leben kosten?« Die Zeitschrift»Capital« titelt am 01.02.2015:»Sechs Monate länger Leben für 100.000 Euro.

Ist es uns das wert?« Über eine Untersuchung des Center for Health Economics in Hamburg berichtet die Ärzte-Zeitung vom 25./26.04.2014 unter der Überschrift: »Ein Jahr mehr – 267.000 Euro.« Gegenstand der Untersuchung waren gewonnene Lebensjahre bei Herzinfarktpatienten.

Über die Situation in Großbritannien wurde unter der Überschrift berichtet: »Die Skala des Leidens, eine Behörde verbietet zu teure Arzneimittel.«[20] Tatsächlich erfolgt in Großbritannien die Zulassung neuer Arzneimittel zur Erstattung durch den Nationalen Gesundheitsdienst (National Health Service, NHS) durch ein Institut, das National Institute for Health and Care Excellence (NICE). Grundlage der Bewertung sind Quality Adjusted Life Years (QUALYs), die Jahre, die mit einer gewissen Lebensqualität durch das infrage stehende Arzneimittel hinzugewonnen werden können, also aus einem Verhältnis aus Kosten und Lebensqualität. Feste Werte sind nicht veröffentlicht, doch ergibt sich für 2009 ein Korridor von 20.000 bis 30.000 Pfund, offenbar mit Ausnahmen. In den Niederlanden läuft eine Diskussion über die Begrenzung von Behandlungskosten. Den Inhalt dieser Diskussion beschreibt »Die Welt« am 27.08.2014 unter der Überschrift: »Wer nicht zahlen kann, stirbt – Niederländische Ärzte streiten, ab wann die Krankenkassen den Geldhahn zudrehen sollen. Was ist uns das Leben wert?« Der erste Absatz dieses Berichts fasst die Diskussion zusammen: »Die Niederländer wollen bald einen Preis dafür nennen. Unter den Ärzten unseres Nachbarlandes bildet sich derzeit eine Mehrheit, die sich für eine Obergrenze von Behandlungskosten ausspricht. Ob es sich bei schwer Erkrankten lohnt, medizinische Maßnahmen einzuleiten oder fortzusetzen, soll in Zukunft vor allem eine Frage des Geldes sein. Teure Therapien werden tabu, wenn der Aufwand dem Patienten vielleicht ‚nur‘ ein weiteres Lebensjahr schenken würde.« Die Ärzte-Zeitung führt diese Diskussion am 15.10.2014 unter der Überschrift fort: »Was darf ein Lebensjahr kosten? Die Niederlande diskutieren darüber, wie teuer die Heilung Kranker sein darf.« In der Schweiz beginnt nach einer Empfehlung der Swiss Society of Neonatology die intensivmedizinische Behandlung von Frühgeborenen erst ab der 25. Schwangerschaftswoche mit folgender Begründung: »In der Betreuung von Frühgeborenen an der Grenze der Lebensfähigkeit stellt sich die Frage, ob ein erheblicher Anteil der verfügbaren finanziellen Ressourcen für die Behandlung kaum lebensfähiger Frühgeborener mit sehr ungünstiger Prognose verwendet werden darf, wenn diese Mittel dafür in anderen Bereichen des Gesundheitswesens fehlen.«

❯ Deutschland ist von derartigen Diskussionen und von diesen Leistungseinschränkungen weit entfernt, so scheint es. Wundern wir uns nicht, wenn dies bald Vergangenheit ist.

---

[20] Süddeutsche Zeitung vom 07.10.2014: Die Skala des Leidens.

Priorität für Notfall-versorgung

F. Beske, *Perspektiven des Gesundheitswesens*,
DOI 10.1007/978-3-662-48941-3_8, © Springer-Verlag Berlin Heidelberg 2016

8.1   Drei Notfallsysteme

Es gibt keine gesetzliche oder allgemeinverbindliche Definition von Notfall oder Notfallversorgung. Für dieses Kapitel gelten Unfallversorgung und Notfallversorgung synonym als übergeordnete Begriffe.

In Deutschland gibt es drei Systeme der Notfallversorgung, zwei geregelte Systeme und ein ungeregeltes System:

Erstes System: Versorgung durch den Hausarzt Dies ist ein ungeregeltes System. Entsprechend vielgestaltig ist die Ausgestaltung, und dies ohne Zahlenangaben. Unverändert behandeln Hausärzte Notfallpatienten in ihrer Sprechstunde. Hausärzte bieten ihren Patienten eine Behandlung im Notfall auch außerhalb der Sprechstunde und als Hausbesuch an. Für die sprechstundenfreie Zeit wird in der Regel auf den ärztlichen Bereitschaftsdienst verwiesen, auch als ärztlicher Notdienst bezeichnet. Fachärzte bieten ebenfalls ihren Patienten eine Versorgung im Notfall außerhalb der Sprechstundenzeiten an.

Zweites System: Ärztlicher Bereitschaftsdienst der Kassenärztlichen Vereinigungen Die Kassenärztlichen Vereinigungen sind gesetzlich zur Organisation eines kassenärztlichen Bereitschaftsdienstes verpflichtet. Damit gibt es einen geregelten ärztlichen Bereitschaftsdienst in unterschiedlicher Ausgestaltung, der kostenlos unter der bundeseinheitlichen Telefonnummer 116117 zu erreichen ist. Anrufer werden z. B. in Schleswig-Holstein an eine der 30 über das ganze Land verteilten und vorwiegend in Krankenhäusern befindlichen Anlaufpraxen verwiesen. Bei Bedarf findet ein Hausbesuch statt. Sollte sich in dem Telefonat herausstellen, dass es sich um einen akuten Notfall handelt, wird der Rettungsdienst alarmiert.

Drittes System: Rettungsdienst Das dritte System ist der Rettungsdienst. Er ist Aufgabe der Bundesländer und wird in allen Bundesländern in Rettungsdienstgesetzen länderspezifisch geregelt. Schleswig-Holstein bezeichnet es in seinem Rettungsdienstgesetz von 1991 als Gegenstand der Notfallversorgung, bei lebensbedrohlich Verletzten oder Erkrankten lebensrettende Maßnahmen durchzuführen, die Transportfähigkeit herzustellen und die Notfallpatienten in ein für die weitere Versorgung geeignetes Krankenhaus zu befördern. Geregelt wird auch der Krankentransport für Personen, die während der Fahrt medizinisch versorgt werden müssen. Beschrieben werden u. a. Krankenkraftwagen, Luftrettungsmittel, Notarzteinsatzfahrzeuge, fachliche Anforderungen an das Personal, die Organisation des Rettungsdienstes sowie die Finanzierung. Träger des Rettungsdienstes sind die Kreise und kreisfreien Städte.

Ein **viertes Verfahren**, nicht als System zu bezeichnen, ist die ungeregelte und weit verbreitete Selbsteinweisung von Patienten in Ambulanzen und Notambulanzen von Krankenhäusern bis hin zu Universitätskliniken. Krankenhäuser können diese Patienten aus haftungsrechtlichen Gründen – unterlassene Hilfeleistung – kaum ablehnen.

Vorschlag

In der Verteilung begrenzter Mittel darf es keinen Bereich der Gesundheitsversorgung geben, der a priori von Überlegungen über die Verteilung dieser Mittel ausgeschlossen wird, mit einer einzigen Ausnahme, der Notfallversorgung. Jeder Bürger muss die Gewissheit haben, dass im Notfall medizinische Hilfe kurzfristig zur Verfügung steht. Dabei darf der Bürger nicht überfordert werden. Abgesehen vom Hausarzt als Ansprechpartner auch im Notfall dürfte kaum jemand in der Lage sein, zwischen den Systemen der Notfallversorgung zu unterscheiden und damit das auf seine Situation zutreffende System zu informieren. Ziel muss eine für jeden Bürger einfache Struktur der Notfallversorgung sein. Einheitlichkeit sollte angestrebt werden. Realistisch dürfte nur ein Konzept sein, das aus zwei Stufen besteht:

Die **erste Stufe** ist die Sicherstellung der Funktionsfähigkeit des heutigen Systems. Es muss erreicht werden, dass jeder Notfall in demjenigen System versorgt wird, das seiner Situation entspricht. Dies bedeutet insbesondere eine vollständige Funktionsfähigkeit des ärztlichen Bereitschaftsdienstes, um eine unnötige Inanspruchnahme des Rettungsdienstes zu vermeiden. Hierzu gehören Anlaufpraxen nach Möglichkeit in allen Krankenhäusern, die nach der hier vorgeschlagenen Krankenhausstruktur auch in Zukunft Bestand haben, und dies auch, um Selbsteinweisungen in Ambulanzen und in Notfallambulanzen von Krankenhäusern zu vermeiden.

Die **zweite Stufe** ist eine großräumige Planung. Zentrum ist eine integrierte Leitstelle, in der ärztlicher Bereitschaftsdienst und Rettungsdienst zusammengeführt sind. In Cottbus wird dies bereits praktiziert. Diese Leitstelle hat als erstes die Aufgabe, den Notfall einzuschätzen, um den Notfalldienst situationsgerecht einsetzen zu können, auch um zu beraten und zu beruhigen. Dies erfordert eine Besetzung mit fachkundigem Personal, wozu in jeder Schicht ein sachkundiger erster Ansprechpartner gehört, der bei eindeutiger Situation entscheidet oder bei Bedarf an eine Krankenpflegeperson oder an einen in jeder Leitstelle und in jeder Schicht vorhandenen Arzt weiterleiten kann. Entsprechend groß muss das Einzugsgebiet sein (mindestens eine Million Einwohner). Damit wird eine zuverlässige Notfallversorgung auch ländlicher Räume gewährleistet.

Schon heute muss im Rettungsdienst sichergestellt sein, dass nicht das nächste Krankenhaus, sondern das für die Situation des Patienten geeignete Krankenhaus angefahren wird, so wie es im Rettungsdienstgesetz von Schleswig-Holstein steht. Dies erfordert Rettungswagen, die für längere Transporte geeignet sind, sowie eine umfassende Information des Rettungspersonals über medizinische Daten des Patienten durch eine elektronische Gesundheitskarte. Auch hier hat die elektronische Gesundheitskarte ihre Bedeutung. Dies erfordert aber auch einen Rettungsdienst, der niemandem außer dem Patienten verpflichtet ist.

Anders ist der **Krankentransport** von Personen zu regeln, die während der Fahrt nicht medizinisch versorgt werden müssen. Dies ist keine Aufgabe des Rettungsdienstes. Hier gilt die soziale Marktwirtschaft mit Vertragsfreiheit außerhalb der geregelten Notfallversorgung.

8.2   Schlussbemerkung

Ziel von Gesundheitssystemen muss es sein, eine Gesundheitsversorgung sicherzustellen, die jeden Patienten bedarfsgerecht hinsichtlich Leistungsort, Leistungsmenge und Leistungsqualität versorgt. Kommt es zu einer medizinisch ungerechtfertigten Inanspruchnahme der Notfallversorgung, wie es in Deutschland Ende 2014 und Anfang 2015 diskutiert worden ist, sind die Ursachen hierfür im System zu suchen und damit auch im System zu lösen.

Gemeinsamer Bundesausschuss und wiederbelebtes Bundesgesundheitsamt

F. Beske, *Perspektiven des Gesundheitswesens*,
DOI 10.1007/978-3-662-48941-3_9, © Springer-Verlag Berlin Heidelberg 2016

9.1   Zur Situation des Gemeinsamen Bundesausschusses

Der Gemeinsame Bundesausschuss (G-BA) wurde 2003 durch das Gesundheitsmodernisierungsgesetz als Einrichtung der Selbstverwaltung in der Sozialversicherung errichtet und als § 91 in das SGB V eingefügt. Dort heißt es:»Die Kassenärztliche Bundesvereinigung, die Deutsche Krankenhausgesellschaft und der Spitzenverband Bund der Krankenkassen bilden einen Gemeinsamen Bundesausschuss. Der Gemeinsame Bundesausschuss ist rechtsfähig.«

Der G-BA besteht aus 13 Mitgliedern, nämlich aus je drei der Kassenärztlichen und der Kassenzahnärztlichen Bundesvereinigung, zwei der Deutschen Krankenhausgesellschaft und fünf des Spitzenverbands Bund der Krankenkassen sowie einem unparteiischen Vorsitzenden und zwei unparteiischen stellvertretenden Vorsitzenden, die hauptamtlich tätig sind. Ein Mitberatungs- und Antragsrecht, aber kein Stimmrecht haben fünf Vertreter der Patientenorganisationen, Ärzte- und Zahnärztekammern sowie Pflegeberufe für Bestimmungen, die ihre Berufsausübung betreffen. Der G-BA ist das oberste Beschlussgremium der Selbstverwaltung der Ärzte, Zahnärzte, Psychotherapeuten, der Deutschen Krankenhausgesellschaft und der Spitzenverbände der Krankenkassen und löst die Bundesausschüsse der Ärzte und Krankenkassen, der Zahnärzte und Krankenkassen sowie den Ausschuss Krankenhaus ab.

Beschlüsse des G-BA sind für die Mitglieder des G-BA verbindlich. Das gilt auch für die Krankenhäuser, obwohl die Deutsche Krankenhausgesellschaft und die Landeskrankenhausgesellschaften eingetragene Vereine ohne Mitgliedszwang sind und keine Körperschaften des öffentlichen Rechts wie kassenärztliche und kassenzahnärztliche Vereinigungen, denn der Gesetzgeber hat in § 91 Abs. 6 SGB V die Verbindlichkeit von Beschlüssen des G-BA für die Krankenhausgesellschaften ausdrücklich festgelegt. § 91 Abs. 6 SGB V lautet:»Die Beschlüsse des Gemeinsamen Bundesausschusses mit Ausnahme der Beschlüsse zu Entscheidungen nach § 137b sind für die Träger nach Absatz 1 Satz 1, deren Mitglieder und Mitgliedskassen sowie für die Versicherten und die Leistungserbringer verbindlich.«

Die durch § 91 Abs. 6 unmittelbar angeordnete Normenverbindlichkeit der Beschlüsse des G-BA im Außenverhältnis ist Gegenstand kontroverser Diskussionen, insbesondere im Hinblick auf die verfassungsrechtliche Problematik einer ausreichenden demokratischen Legitimation zur materiellen Normengesetzgebung.

Der G-BA hat neben dem Plenum neun Unterausschüsse, darunter einen Unterausschuss für Arzneimittel und einen für Qualitätssicherung.

Rechtlich ist der G-BA eine eigenständige juristische Person und ein Organ mittelbarer Staatsverwaltung.

Finanziert wird der G-BA über eigene Finanzierungsquellen, sog. Systemzuschläge, einen Zuschlag für jeden abzurechnenden Krankenhausfall sowie eine zusätzliche Vergütung für die ambulante vertragsärztliche und vertragszahnärztliche Versorgung.

Der G-BA unterliegt ausschließlich der Rechtsaufsicht des Bundesministeriums für Gesundheit, nicht seiner Fachaufsicht.

Die wichtigste Aufgabe des G-BA ist nach § 91 SGB V der Beschluss von Richtlinien insbesondere über die

1. ärztliche Behandlung,
2. zahnärztliche Behandlung einschließlich der Versorgung mit Zahnersatz sowie kieferorthopädische Behandlung,

3. Maßnahmen zur Früherkennung von Krankheiten und zur Qualitätssicherung der Früherkennungsuntersuchungen sowie zur Durchführung organisierter Krebsfrüherkennungsprogramme nach § 25a einschließlich der systematischen Erfassung, Überwachung und Verbesserung der Qualität dieser Programme,
4. ärztliche Betreuung bei Schwangerschaft und Mutterschaft,
5. Einführung neuer Untersuchungs- und Behandlungsmethoden,
6. Verordnung von Arznei-, Verband-, Heil- und Hilfsmitteln, Krankenhausbehandlung, häuslicher Krankenpflege und Soziotherapie,
7. Beurteilung der Arbeitsunfähigkeit einschließlich der Arbeitsunfähigkeit nach § 44a Satz 1 sowie der nach § 5 Abs. 1 Nr. 2a und der nach § 10 versicherten erwerbsfähigen Hilfebedürftigen im Sinne des Zweiten Buches,
8. Verordnung von im Einzelfall gebotenen Leistungen zur medizinischen Rehabilitation und die Beratung über Leistungen zur medizinischen Rehabilitation, Leistungen zur Teilhabe am Arbeitsleben und ergänzende Leistungen zur Rehabilitation,
9. Bedarfsplanung,
10. medizinische Maßnahmen zur Herbeiführung einer Schwangerschaft nach § 27a Abs. 1,
11. Maßnahmen nach den §§ 24a und 24b,
12. Verordnung von Krankentransporten,
13. Qualitätssicherung,
14. spezialisierte ambulante Palliativversorgung,
15. Schutzimpfungen.

Dies ist keine abschließende Aufzählung von Regelungsbereichen. Der Katalog kann ergänzt werden.

Richtlinien sind vor dem Wirksamwerden dem Bundesministerium für Gesundheit vorzulegen. Das Ministerium hat aber gegenüber dem G-BA als Einrichtung der Selbstverwaltung in der Sozialversicherung nur ein Beanstandungsrecht. Die Richtlinien müssen im Bundesanzeiger und ihre tragenden Gründe im Internet bekannt gemacht werden. Sie haben nach herrschender Auffassung normgleiche Bedeutung.

Der G-BA ist ermächtigt worden, ein Institut für Qualität und Wirtschaftlichkeit im Gesundheitswesen (IQWiG) zu gründen. Dieser Aufgabe ist der G-BA 2004 nachgekommen. Das Institut hat 2005 seine Arbeit aufgenommen.

Darüber hinaus ist der G-BA 2012 verpflichtet worden, ein fachlich unabhängiges wissenschaftliches Institut für Qualitätssicherung und Transparenz im Gesundheitswesen (IQTIG) zu errichten. Dieses Institut ist als Stiftung des privaten Rechts seit dem 01.01.2015 in Berlin im Aufbau. Es wird seine Arbeit am 01.01.2016 aufnehmen. Bis zu diesem Zeitpunkt berät das Institut für angewandte Qualitätsförderung und Forschung im Gesundheitswesen GmbH (AQUA-Institut), ein fachlich unabhängiges und interessenneutrales Beratungs- und Forschungsunternehmen, den G-BA in Fragen der Qualitätssicherung. Das AQUA-Institut ist nach einem bundesweiten Vergabeverfahren im Jahr 2009 Vertragspartner des G-BA.

Die Zahl der Planstellen im G-BA ist von 38 im Gründungsjahr auf 147 im Jahr 2015 gestiegen.

Der Gemeinsame Bundesausschuss gilt heute als die einflussreichste Einrichtung in der Gesundheitsversorgung. Er verfügt über weitreichende Zuständigkeiten, und neue kommen hinzu, so die Nutzenbewertung von Medizinprodukten und die Verwaltung und damit auch die Mittelvergabe des im GKV-Versorgungsstärkungsgesetz geschaffenen Innovationsfonds mit je 300 Millionen Euro in den Jahren 2016 bis 2019 und damit insgesamt von 1,2 Milliarden Euro.

Das **ehemalige Bundesgesundheitsamt** wurde als Nachfolgeorganisation des Reichsgesundheitsamtes 1952 unter der Bezeichnung Bundesgesundheitsamt (BGA) als selbstständige Bundesoberbehörde und zentrale Einrichtung mit umfassenden Aufgaben im Bereich Forschung und Verwaltung für das Gesundheitswesen gegründet und 1994 durch Bundesgesundheitsminister Seehofer aufgelöst. Die Auflösung erfolgte im Zusammenhang mit dem sog. Aids-Skandal (Bluter wurden mit aidsinfizierten Blutprodukten behandelt).

Die Aufgaben des BGA haben drei selbstständige Bundesinstitute übernommen, das Bundesinstitut für Arzneimittel und Medizinprodukte, das Robert Koch-Institut (ein Institut für Erkennung, Verhütung und Bekämpfung von Krankheiten und insbesondere von Infektionskrankheiten) und das Institut Gesundheitlicher Verbraucherschutz und Veterinärmedizin, jetzt Bundesinstitut für Risikobewertung.

Vorschlag

Das Bundesgesundheitsamt (BGA) wird erneut als Bundesoberbehörde gegründet. Ihm werden die jetzigen drei dem Bundesgesundheitsministerium unterstehenden Bundesinstitute zugewiesen. Als neues Institut des BGA ist vordringlich ein Institut für Versorgungsforschung zu errichten (▶ Kap. 18 »Versorgungsforschung«).

Wo immer es um eindeutige Aufgaben der Selbstverwaltung geht, gilt die Zuständigkeit des G-BA. Bei Interessenkonflikten muss entschieden werden, welche Aufgaben dem G-BA zugewiesen werden können und was vom Gesetzgeber zu regeln und umzusetzen ist. Der Staat kann sich der Verpflichtung zur Umsetzung von Gesetzen nicht entziehen. Es ist erkennbar, dass sich der Staat mehr und mehr aus einem für den Einzelnen und für die Gesellschaft insgesamt besonders wichtigen Bereich der Gesundheitsversorgung aus seiner sozialstaatlichen Verantwortung zurückzieht. Beispiel ist die Qualitätssicherung (▶ Kap. 10 »Qualitätssicherung«). Beim G-BA besteht die Gefahr, dass in seine Entscheidungen nicht nur wissenschaftliche Erkenntnisse einfließen und Richtlinien nicht ausschließlich allgemeinwohlorientiert sind, sondern interessenabhängig als Kompromiss unter den im G-BA vertretenen Interessengruppen getroffen werden.

Es gilt folgender Grundsatz: Entscheidungen, die auch nur randständig die Interessen von einem der vier Träger des G-BA berühren, können nicht vom G-BA getroffen werden. Betroffen hiervon ist die Qualitätssicherung im Krankenhaus (▶ Kap. 10). Damit dürften auch die beiden dem G-BA unterstellten Institute dem BGA zugeordnet werden müssen.

Qualitätssicherung

F. Beske, *Perspektiven des Gesundheitswesens*,
DOI 10.1007/978-3-662-48941-3_10, © Springer-Verlag Berlin Heidelberg 2016

10.1   Einführung

Qualitätssicherung hat in Deutschland eine lange Tradition und muss nicht neu erfunden werden. Erforderlich sind jedoch ihr Ausbau und die stringente Umsetzung, Kontrolle und Sanktionierung von Qualitätssicherungsmaßnahmen. Defizite sind unverkennbar. Notwendig ist als erstes ein Gerüst von verbindlich vorgeschriebenen Maßnahmen einerseits und einrichtungsspezifischen und freiwilligen Maßnahmen andererseits.

> Qualitätssicherung ist nichts, was getan oder nicht getan werden kann. Qualitätssicherung ist Verpflichtung, braucht aber mehr Verbindlichkeit.

Qualitätssicherung wird von wissenschaftlichen Kriterien bestimmt und ist damit kein Kompromiss unterschiedlicher Interessen. Damit sind der Selbstverwaltung im Gesundheitswesen Grenzen gesetzt. Beispiel ist der Gemeinsame Bundesausschuss (G-BA). Der G-BA ist innerhalb des vom Gesetzgeber vorgegebenen Rahmens auch für die Qualitätssicherung zuständig. Träger des G-BA sind Dachorganisationen der Selbstverwaltung im Gesundheitswesen, die Kassenärztliche Bundesvereinigung (KBV), die Kassenzahnärztliche Bundesvereinigung (KZBV), der GKV-Spitzenverband und die Deutsche Krankenhausgesellschaft e.V. (DKG) als Vertreter der Krankenhäuser. Diese Trägerverbände sind auch im Unterausschuss Qualitätssicherung wie auch im Vorstand des vom G-BA als Stiftung gegründeten Instituts für Qualitätssicherung und Transparenz im Gesundheitswesen vertreten. Die Vertreter der Trägerverbände sind bei aller persönlichen Unabhängigkeit auch den sie in den G-BA entsendenden Verbänden verpflichtet. Sie dürften internen Diskussionen über ihr Handeln im G-BA unterliegen. Damit kann es nicht ausbleiben, dass Interessen dieser Verbände in das Handeln des G-BA einfließen. Daraus ergibt sich für die Qualitätssicherung im Krankenhaus die Notwendigkeit, bei der Möglichkeit von Interessenskonflikten Maßnahmen gesetzlich zu regeln sowie Kontrollmechanismen und Sanktionen gesetzlich festzulegen. Bei Interessenkonflikten gilt der in ▶ Kap. 9 »Gemeinsamer Bundesausschuss und wiederbelebtes Bundesgesundheitsamt« für den Gemeinsamen Bundesausschuss aufgestellte Grundsatz.

Eine Einschränkung für bundeseinheitliche Maßstäbe der Qualitätssicherung ist der föderative Aufbau der Bundesrepublik Deutschland. So liegt die Krankenhausplanung in der Zuständigkeit der Bundesländer. Krankenhausplanung ist ein Instrument der Strukturqualität. Damit entscheiden ausschließlich die Bundesländer über die Strukturqualität der Krankenhausversorgung. Mindestmengen z. B. für Transplantationen und Entbindungen könnten die Existenz einer Reihe von Transplantationszentren und Entbindungsstationen und damit von Krankenhausabteilungen oder ganzen Krankenhäusern infrage stellen. Über Mindestmengen entscheidet der G-BA. Die Entscheidungen müssen von den Bundesländern umgesetzt werden. Tangiert wären Krankenhäuser in den Bundesländern, mit allen Konsequenzen.

Die für die Gesetzliche Krankenversicherung gesetzlich vorgeschriebenen Maßnahmen der Qualitätssicherung sollten auch für die Private Krankenversicherung gelten. Die PKV müsste die hierfür erforderlichen Voraussetzungen schaffen, was auch die Zurverfügungstellung von Patientendaten für Verlaufskontrollen betrifft.

Qualitätssicherung muss stringent und verbindlich sein und konsequent umgesetzt werden. Dabei kommt der Ergebnisqualität eine besondere Bedeutung zu. Harvard-Ökonom Porter sagt, dass überall dort, wo Behandlungsergebnisse gemessen worden sind, die Qualität der Gesundheitsversorgung insgesamt dramatisch verbessert worden ist[1].

10.2 Mindestmengen

Zur Situation Mindestmengen und damit Mindestfallzahlen legen fest, wie viele Behandlungen einer definierten Indikation im Laufe eines Jahres mindestens nachgewiesen werden müssen, damit diese Leistungen in den Krankenhausplan eines Bundeslandes aufgenommen werden können und von den Krankenkassen bezahlt werden. In § 137 SGB V »Richtlinien und Beschlüsse zur Qualitätssicherung« heißt es hierzu: »Der Gemeinsame Bundesausschuss fasst für zugelassene Krankenhäuser grundsätzlich einheitlich für alle Patienten auch Beschlüsse über einen Katalog planbarer Leistungen nach den §§ 17 und 17 b des Krankenhausfinanzierungsgesetzes, bei denen die Qualität des Behandlungsergebnisses in besonderem Maße von der Menge der erbrachten Leistungen abhängig ist sowie Mindestmengen für die jeweiligen Leistungen je Arzt oder Krankenhaus und Ausnahmetatbestände.« Auf dieser Grundlage hat der G-BA mit Stand von Januar 2015 eine Liste mit acht Mindestmengen pro Krankenhaus veröffentlicht.

Die Ermächtigung, Leistungen zu erbringen, für die Mindestmengen vorgeschrieben sind, ist für ein Krankenhaus zunächst von finanzieller Bedeutung. Es handelt sich durchweg um Leistungen, die durch das DRG-System gut vergütet werden. Derartige Leistungen erhöhen aber auch die Attraktivität eines Krankenhauses. Patienten profitieren von der Nachbarschaft eines solchen Krankenhauses, z. B. bei der Versorgung von Früh- und Neugeborenen.

Mindestmengen sind justiziabel. So hat es einen Rechtsstreit über die Heraufsetzung der Mindestmengen für Level-1-Geburten mit einem Geburtsgewicht unter 1.500 Gramm durch den G-BA 2009 von 14 auf 30 Geburten gegeben. Dagegen geklagt hatten 16 der 40 betroffenen Krankenhäuser. Letztlich entschied das Bundessozialgericht am 18.12.2012, dass die Heraufsetzung nichtig sei, da der zugrunde liegende Sachverhalt unzureichend ermittelt sei. Das Bundessozialgericht stellte gleichzeitig fest, dass der G-BA grundsätzlich nicht gehindert sei, im Rahmen eines gestuften Verfahrens eine zunächst niedriger festgesetzte Mindestmenge anzuheben, wenn die Studienlage eine Bandbreite von gleichermaßen geeigneten Mindestmengen aufzeigt.

Damit können Mindestmengen rechtlich abgesichert festgelegt werden. Entscheidend ist die Begründung. Heute ist die jährliche Mindestmenge für die Versorgung von Früh- und Neugeborenen mit einem Geburtsgewicht unter 1.250 Gramm auf 30 festgesetzt.

Ein vergleichbarer Rechtsstreit betraf Kniegelenkendoprothesen, in dem einem Krankenhaus durch ein Urteil des Bundessozialgerichts von 2014 die Erstattung für eine Kniegelenkendoprothese wegen Unterschreitung der Mindestmenge versagt wurde.

Als Konsequenz aus der Rechtsprechung fordert der AOK-Bundesverband eine gesetzliche Festlegung von Mindestmengen für Frühgeborene, »damit nicht weiterhin Frühgeborene sterben oder schwere Behinderungen erleiden, weil sie in zu kleinen Kliniken behandelt werden, die nicht die ausreichende Qualifikation haben«[2].

---

[1] Stern vom 01.03.2012: Das deutsche Gesundheitssystem ist krank.
[2] Deutsches Ärzteblatt online vom 06.08.2012: Versorgung von Frühgeborenen mit einem Geburtsgewicht unter 1.250 g: Risikoadjustierte Qualitätsvergleiche zur Validierung eines fallzahlbasierten Steuerungsmodells.

Begründet werden Mindestmengen damit, dass mit der Menge die Erfahrung wächst und mit der Erfahrung die Behandlungsqualität. Dies gilt bei Operationen nicht nur für den Operateur, sondern für das gesamte Op-Personal. Die Ausstattung muss dem Stand der Technik entsprechen. Dies erfordert Investitionen. Behandlungsqualität ist daher an Mindestmengen gebunden. Die Realität spricht ihre eigene Sprache. Graalmann berichtet, dass fast die Hälfte aller Krankenhäuser in Deutschland Wirbelsäulenoperationen durchführt. 20 Prozent dieser Häuser verzeichnen weniger als 16 Fälle pro Jahr, was bedeutet, dass im Durchschnitt nur alle drei Wochen eine derartige Operation durchgeführt wird. Hüftoperationen erfolgen in knapp 1.200 der insgesamt 1.996 Krankenhäuser (2013). Würden die 20 Prozent der Krankenhäuser mit den schlechtesten Qualitätsergebnissen keine Hüftoperationen mehr anbieten, würde sich die durchschnittliche Fahrzeit für Patienten zum Krankenhaus um zwei Minuten verlängern[3]. Für Schleswig-Holstein hat der Verband der Ersatzkassen (vdek) ermittelt, dass an 33 von 95 Krankenhausstandorten Knie-Totalendoprothesen eingesetzt werden[4].

Geburtshilfliche Abteilungen Zu den öffentlich besonders intensiv diskutierten Themen gehört der Wunsch vieler Frauen, in ihrem Wohnort dann entbinden zu können, wenn ihr Wohnort über ein Krankenhaus verfügt, gleich welcher Größe. Die Schließung auch kleinerer Entbindungsstationen führt zu heftigen Protesten von Bevölkerung und Politik. Über die stationäre Entbindung hinaus wird aber auch das Recht auf eine außerklinische Geburt gefordert[5]. Dessen ungeachtet geht die Zahl der Entbindungsstationen ständig zurück, auch deshalb, weil die Zahl von Entbindungen abnimmt, was die Unwirtschaftlichkeit kleiner geburtshilflicher Stationen erhöht. Im November 2014 schrieben 42 Prozent der Krankenhäuser, aber 52 Prozent der Entbindungsstationen rote Zahlen[6].

Für Entbindungsstationen gibt es keine vom G-BA festgesetzte Zahl von Entbindungen und damit keine Mindestmenge, auch Ausdruck eines sensiblen Themas mit unterschiedlichen Interessen in den Trägerverbänden des G-BA. Verabschiedet wurde jedoch eine »Richtlinie des Gemeinsamen Bundesausschusses über Maßnahmen zur Qualitätssicherung der Versorgung von Früh- und Reifgeborenen«, die Qualitätssicherungs-Richtlinie Früh- und Reifgeborene/QFR-RL. Ziele dieser Richtlinie sind die Verringerung von Säuglingssterblichkeit und von frühkindlich entstandenen Behinderungen und die Sicherung der Struktur-, Prozess- und Ergebnisqualität der Versorgung von Früh- und Reifgeborenen unter Berücksichtigung der Belange einer flächendeckenden, das heißt allerorts zumutbaren Erreichbarkeit der Einrichtungen. Eine Mindestmenge von Geburten ist in der Richtlinie nicht enthalten.

Diese Richtlinie hat Vorgänger. Die erste Publikation erfolgte im »Frauenarzt« 1995 mit dem Titel »Mindestanforderungen an prozessuale, strukturelle und organisatorische Voraussetzungen für geburtshilfliche Abteilungen der Grund- und Regelversorgung«[7]. Am 23.01.2006 erschienen, veröffentlicht von der Druckerei Sommer, »Empfeh-

---

3   AOK-Medienservice, Ausgabe 02/30.06.2015.
4   vdek Schleswig-Holstein vom 25.06.2015: Beispiel Knie-Totalendoprothese.
5   Freie Presse Chemnitz vom 06.05.2014: Mütter und Schwangere fordern Recht auf außerklinische Geburt.
6   Rheinische Post vom 12.11.2014: Jede zweite Geburtsstation zu teuer.
7   Frauenarzt 1995; 36: 27: Mindestanforderungen an prozessuale, strukturelle und organisatorische Voraussetzungen für geburtshilfliche Abteilungen der Grund- und Regelversorgung.

lungen für die strukturellen Voraussetzungen der perinatologischen Versorgung in Deutschland«. Diese Empfehlungen enthielten eine Mindestgeburtenzahl für eine geburtshilfliche Abteilung von 700 Geburten pro Jahr. Verfasser waren K. Bauer et al. für folgende wissenschaftliche Gesellschaften: Deutsche Gesellschaft für Perinatale Medizin, Gesellschaft für Neonatologie und Pädiatrische Intensivmedizin, Deutsche Gesellschaft für Gynäkologie und Geburtshilfe, Deutsche Gesellschaft für Kinder- und Jugendmedizin sowie die Deutsche Gesellschaft für Kinderchirurgie, Deutsche Gesellschaft für Anästhesiologie und Intensivmedizin. Es waren also Empfehlungen der wissenschaftlichen Fachgesellschaften, ein Beweis dafür, dass derartige Gesellschaften erfolgreich für die Erarbeitung qualitätsorientierter Vorgaben eingeschaltet werden können.

Einen Blick in das europäische Ausland vermittelt die Arbeit von Rossi et al. (2015)[8]. Danach liegt die Säuglingssterblichkeit in Schweden und Finnland seit Jahrzehnten 1 bis 1,5 Promille unter der Säuglingssterblichkeit von Deutschland. Auch bei anderen perinatologischen Parametern wie Geburtsgewicht, kindliche Mortalität und Müttersterblichkeit sind die Werte in diesen Ländern besser als in Deutschland. Als wesentlicher Grund wird die Konzentrierung der Geburten in wenigen geburtshilflichen Zentren angesehen. Es heißt, dass Transporte von Schwangeren in geburtshilfliche Abteilungen und die stationäre sozialmedizinische Betreuung in diesen Abteilungen bei drohender Frühgeburt neben den medizinischen Vorteilen auch kostengünstiger seien als die Vorhaltung kleinerer geburtshilflicher Stationen.

Angeführt wird auch das Beispiel Portugal. Nach Jahrzehnten mit europaweit vergleichsweise hoher Säuglingssterblichkeit erfolgte in den 1990er-Jahren eine umfassende Restrukturierung der perinatalen Versorgung. Dabei wurden geburtshilfliche Abteilungen mit weniger als 1.500 Geburten pro Jahr geschlossen. Heute liegt die Säuglingssterblichkeit in Portugal in der Größenordnung von Deutschland.

Zusammenfassend ergibt sich, dass die überwiegende Zahl der Geburten in Deutschland in kleineren und in den angeführten Ländern in größeren geburtshilflichen Abteilungen erfolgt. Die Schlussfolgerung lautet, dass es nahe liegt, für Deutschland eine gesundheitspolitische Strukturplanung für die Geburtshilfe zu fordern. Unter Hinweis auf marktwirtschaftliche Fehlentwicklungen in Deutschland heißt es zur Planung der perinatologischen Versorgung: »Dem gegenüberzustellen ist der Begriff »patient safety«, der auf die Perinatalmedizin in hervorragender Weise anwendbar ist und in vielen Ländern der entscheidende Beweggrund für eine gesundheitspolitische Strukturplanung ist. So kann gefragt werden, ob denn wirklich alles für die Sicherheit eines Neugeborenen getan ist,

- wenn eine Geburt in einer Klinik ohne angeschlossene Kinderklinik geplant wird (in Nordeuropa praktisch ausgeschlossen),
- wenn in einer neonatologischen Intensivbehandlungseinheit keine ausreichende Anzahl qualifizierter Pflegekräfte und Ärzte mit hoher Expertise arbeitet,
- wenn in einer geburtsmedizinischen Einrichtung keine große Expertise des Gesamtteams in der Verhinderung einer frühen Geburt und in der Vermeidung einer Section (Kaiserschnitt) besteht.

---

[8] Rossi R, Poets C, Jorch G: Maximale Sicherheit für Mutter und Kind anstreben. Dtsch Ärztebl 2015; 112(1–2): C15.

❯ Es bleibt festzustellen, dass es in Deutschland keine Mindestmengen von Geburten in geburtshilflichen Krankenhausabteilungen gibt. Diese Feststellung ist auch die Begründung dafür, dass die Vorgeschichte von Mindestmengen für geburtshilfliche Abteilungen so ausführlich dargestellt worden ist. Es gibt zu häufig Entscheidungen, die sachlich nicht gerechtfertigt sind, und zu häufig werden sachlich gerechtfertigte Entscheidungen nicht getroffen. Gefordert wird eine Mindestmenge von Geburten für geburtshilfliche Abteilungen.

Transplantationszentren 2013 wurden in Deutschland nach Angaben der Deutschen Stiftung für Organtransplantation 3.248 Organtransplantationen, 1.547 Nierentransplantationen, 313 Herztransplantationen, 1.017 Lebertransplantationen, 367 Lungentransplantationen, 161 Pankreastransplantationen und 6 Dickdarmtransplantationen durchgeführt. Es gab 49 Transplantationszentren. Gefordert wird ein Transplantationsregister, um Transparenz und Gerechtigkeit in der Vergabe von Transplantaten herzustellen[9].

Es stellt sich die Frage nach der notwendigen Zahl von Transplantationszentren. Erforderlich ist ein hoher technischer Aufwand mit kontinuierlicher Anpassung an den medizinisch-technischen Fortschritt sowie qualifiziertes Personal mit ausreichender Expertise in Transplantationen. Beides ist bei einer geringen Zahl von Transplantationen nicht in 49 Transplantationszentren sicherzustellen, oder es ist unverhältnismäßig teuer. Die Vorhaltung einer derartigen Zahl von Transplantationszentren ist zudem in der Summe unökonomisch. Die Mindestmengenvereinbarung des G-BA sieht 20 Lebertransplantationen einschließlich Teilleberlebendspende und 25 Nierentransplantationen jährlich pro Krankenhaus vor. Gefordert werden muss ein Konzentrationsprozess.

Schlussfolgerung Mindestmengen verbessern die Qualität der Gesundheitsversorgung. Nach Jauch ergeben sich aus der chirurgischen Literatur zur Behandlungsqualität als wichtigste Qualitätsfaktoren für das Ergebnis vor allem bei komplexen Behandlungen die Erfahrung und die Übung des Operateurs und des ersten Assistenten (Weiterbildung, Spezialisierung, Fallzahl) sowie die Erfahrung des gesamten Behandlungsteams (Zertifizierung und Krankenhausvolumen)[10]. Vor diesem Hintergrund muss eine Analyse der Krankenhausqualitätsberichte über die Umsetzung der Mindestmengen gesehen werden[11]. Danach betrug 2010 der Anteil an Krankenhäusern, die trotz Unterschreitens der Mindestmengen die jeweiligen Eingriffe durchführten, je nach Mindestmenge zwischen 5 und 45 Prozent und der Anteil der behandelten Patienten zwischen 1 und 15 Prozent. Die Schlussfolgerung in dieser Arbeit lautet, dass die Mindestmengenverordnung in der Zeit von 2004 bis 2010 die Zahl behandelter Patienten in Krankenhäusern mit einer Fallzahl unterhalb der Mindestmengenvorgabe nicht vermindert hat. Dies ist eine Folge von fehlenden Kontrollen und fehlenden Sanktionen.

---

9   Die tageszeitung vom 24.10.2014: Auch eine Frage der Gerechtigkeit.
10 Jauch KW: Mindestmengenregelung gescheitert? Dtsch Ärztebl 2014; 111(33–34): C-547.
11 de Cruppé W, Malik M, Geraedts M: Umsetzung der Mindestmengenvorgaben: Analyse der Krankenhausqualitätsberichte. Dtsch Ärztebl 2014; 111(33–34): C-549.

> **Vorschlag**
> Es wird vorgeschlagen, einen Katalog von Mindestmengen durch den Gesetzgeber mit Kontrollmaßnahmen und Sanktionen festzulegen. Die Konstruktion des Gemeinsamen Bundesausschusses mit Verbänden als Träger, die auch Interessen der Mitglieder dieser Verbände zu berücksichtigen haben, schließt nicht aus, dass Entscheidungen über Mindestmengen von diesen Interessen beeinflusst werden können. Dies kann bedeuten, dass entweder keine Entscheidungen getroffen werden oder das Entscheidungen im Kompromiss unterschiedlicher Interessen zustande kommen und nicht ausschließlich von wissenschaftlichen Kriterien bestimmt sind. Mindestmengen müssen jedoch wissenschaftlich begründet sein, was sich auch aus dem angeführten Urteil des Bundessozialgerichts zu Mindestmengen bei der Versorgung von Frühgeborenen ergibt. Empfehlungen über Mindestmengen können von wissenschaftlichen Fachgesellschaften erarbeitet werden. Als Sanktionen bietet sich an, einem Krankenhaus, das eine Mindestmenge unterschreitet, keine Leistung der im betreffenden Jahr erfolgten Behandlungen über das DRG-System zu erstatten. Die Durchführung aller mit Mindestmengen zu erfüllenden Aufgaben wird dem Robert-Koch-Institut als staatliche unabhängige Instanz übertragen.

10.3 Register

Einführung Zu den Aufgaben der Qualitätssicherung gehören messbare Ergebnisse, die Ergebnisqualität. Instrument der Ergebnisqualität sind auch Register. Von der Sache her sind Register Verzeichnisse und damit die Sammlung von Daten. Benötigt werden Register, die so angelegt sind, dass sie für die Qualitätssicherung verwendet werden können. Es empfiehlt sich zunächst eine Konzentration auf wenige Register.

Krebsregister Es gibt zwei Formen der Krebsregistrierung. **Epidemiologische Krebsregister** haben die Aufgabe, das Krebsgeschehen in ihrem örtlichen und zeitlichen Trend zu beschreiben und zu analysieren. Ein Bundesgesetz (1995) hat flächendeckend in allen Bundesländern epidemiologische Krebsregister etabliert. **Klinische Krebsregister** gibt es in Deutschland in unterschiedlichen Formen, für einzelne Tumorarten im Rahmen der Zertifizierung oder flächendeckend für ein ganzes Bundesland für mehrere Register. Mit dem Krebsregisterfrüherkennungs- und -registergesetz von 2013 wurden die Bundesländer verpflichtet, bis 2018 eine flächendeckende klinische Krebsregistrierung einzurichten. Über das Auftreten der Krebskrankheit hinaus sind Angaben zur Therapie, zum Wiederauftreten der Krankheit (Rezidiv oder Metastase) und zu Nebenwirkungen der Therapie von Interesse. Der Qualitätssicherung dient sowohl der Vergleich verschiedener Behandlungsstrategien als auch der Vergleich von Behandlungseinrichtungen.

Vorschlag

Es wird vorgeschlagen, die Krebsregister der Bundesländer zu einer bundesweit einheitlichen Qualitätssicherung der Versorgung von Krebspatienten auszubauen und dem Robert-Koch-Institut zu übertragen, das bereits heute in diese Aufgabe eingeschaltet ist.

Endoprothesenregister 2013 wurden in Deutschland 152.732 Hüftendoprothesen-Erstimplantationen, 26.570 Hüftendoprothesen-Wechsel und 127.051 Knievollprothesen-Erstimplantationen durchgeführt[12]. Hüft- und Knieendoprothesen gehören weltweit zum Standard der Gesundheitsversorgung. Zur Qualitätssicherung haben 11 Länder ein Endoprothesenregister eingeführt[13].

Auch in Deutschland wird ein bundesweites Endoprothesenregister benötigt. Unabhängig von der medizinischen Notwendigkeit muss auch gesundheitspolitisch gehandelt werden. Die Medien haben sich dieses Themas angenommen mit Überschriften wie in »Die Welt« vom 24.06.2014: »Pfusch-Risiko bei Hüfte und Knie am größten.« Ein Endoprothesenregister ist in Vorbereitung. Nach Hassenpflug und Liebs[14] ist das Endoprothesenregister Deutschland (EPRD) eine gemeinnützige GmbH und 100-prozentige Tochter der wissenschaftlichen Fachgesellschaft Deutsche Gesellschaft für Orthopädie und orthopädische Chirurgie (DGOOC) und ausschließlich wissenschaftlichen Grundzügen verpflichtet. Vorgesehen ist eine freiwillige Beteiligung möglichst vieler Krankenhäuser. Ein Endoprothesenregister wird auch im Eckpunktepapier der Bund-Länder-AG zur Krankenhausreform 2015 aufgegriffen und zu einem Implantationsregister erweitert. Wörtlich heißt es: »Es wird ein verbindliches Implantationsregister gesetzlich eingeführt.« Dabei soll geprüft werden, wie aus dem bisher freiwilligen EPRD der Ausbau zu einem verbindlichen Register erfolgen kann, um die Datenlieferung sicherzustellen.

Vorschlag

Es wird vorgeschlagen, dass der Bundesgesetzgeber ein für alle Krankenhäuser verbindliches Endoprothesenregister für Hüft- und Knieendoprothesen mit Kontrollen und Sanktionen einführt. Krankenhäuser, die Hüft- und Knieendoprothesen einsetzen, ohne am Register teilzunehmen, erhalten keine DRG-Vergütung für diese Leistungen. Das Endoprothesenregister wird dem Robert-Koch-Institut übertragen. Zu einem späteren Zeitpunkt wird geprüft, welche weiteren Implantate in ein Register aufgenommen werden sollen. Zu prüfen sind insbesondere Register für Volkskrankheiten und für seltene Krankheiten.

---

[12] Zahlen BQS/AQUA Qualitätsreport 2013.
[13] Hassenpflug J, Liebs TR: Register als Werkzeug für mehr Endoprothesensicherheit. Bundesgesundheitsblatt 2014, published online 04.11.2014.
[14] Hassenpflug J, Liebs TR: Register als Werkzeug für mehr Endoprothesensicherheit. Bundesgesundheitsblatt 2014, published online 04.11.2014.

10.4 Schnittentbindungen

Die Schnittentbindung, auch Kaiserschnitt genannt, in der medizinischen Fachsprache Sectio caesarea, ist Gegenstand einer kritischen öffentlichen Diskussion. Grund ist die Zunahme der Schnittentbindung. »Die ›natürliche Geburt‹ wird zu einer Ausnahme« titelt die Berliner Morgenpost vom 02.01.2014, das Hamburger Abendblatt vom 27.01.2015: »Kaiserschnitt in vielen Fällen nicht nötig«, und die Rheinische Post vom 22.08.2014: »In Deutschland besonders viele Kaiserschnitt-Geburten.«

Die Zahlen belegen diese Stimmen. Der prozentuale Anteil von Schnittentbindungen an der Gesamtzahl von Entbindungen ist in Deutschland von 17 Prozent im Jahr 1994 über 26,8 Prozent im Jahr 2004 auf 31,8 Prozent im Jahr 2013 gestiegen, mit regionalen Unterschieden[15].

Im internationalen Vergleich gehört Deutschland zu den Ländern mit der höchsten Schnittentbindungsrate. In den Niederlanden beträgt der Anteil von Schnittentbindungen 7,7 und in Finnland und Norwegen 6,6 Prozent[16]. Dabei ist bekannt, dass mit Schnittentbindungen mütterliche und neonatale Komplikationen verbunden sin können[17]. Lütje stellt fest:»Dabei sind nur etwa zehn Prozent aller Kaiserschnitte, die ausgeführt wurden, medizinisch zwingend geboten«[18]. Die Weltgesundheitsorganisation (WHO) hält 10 bis 15 Prozent Schnittentbindungen als ideale Rate und verweist auf zwei Studien, nach denen bis zu einer Rate von 10 Prozent eine Verbesserung der Gesundheit von Mutter und Kind vorliegt und die Sterberate zurückgeht, darüber hinaus jedoch keine signifikanten Verbesserungen festzustellen seien. Damit ist alles, was über eine Rate von 15 Prozent hinausgeht, nicht medizinisch begründet[19]. Gründe für eine Schnittentbindung sind neben einer medizinischen Indikation:

- **Planbarkeit im Krankenhaus:** Schnittentbindungen können so gelegt werden, dass Wochenenden frei bleiben.
- **Bessere Vergütung im DRG-System:** 2014 betrug in Schleswig-Holstein die Vergütung bei der einfachsten Variante für die Schnittentbindung 2.603 Euro, für die vaginale Entbindung 1.674,02 Euro. Die Vergütung ist in den Bundesländern wegen verschiedener Basisfallwerte unterschiedlich hoch, die Spreizung zwischen Schnittentbindungen und vaginaler Entbindung jedoch gleich.
- **Patientenwunsch:** Viele Frauen wünschen eine Schnittentbindung. Es wird auch von einer selbstbestimmten Entbindung gesprochen.

Loannis Mylonas und Klaus Friese kommen in einer Übersichtsarbeit vom Juli 2015 zu dem Ergebnis, dass die Kaiserschnittrate in den letzten Jahren weltweit angestiegen ist, dass als wichtigste Ursachen für die gestiegene Kaiserschnittrate ein verändertes Risikoprofil der Schwangeren und des Kindes sowie der Wunsch der Schwangeren angeführt werden und dass für weniger als 10 Prozent der Kaiserschnitte eine medizinische Indikation vorliegt[20].

---

[15] Faktencheck Gesundheit: Kaiserschnittgeburten – Entwicklung und regionale Verteilung, Bertelsmann-Stiftung 2014.
[16] Ärzte-Zeitung vom 11.03.2015: Kaiserschnitt: in Europa große Unterschiede.
[17] Hamburger Abendblatt vom 27.01.2015: Kaiserschnitt in vielen Fällen nicht nötig.
[18] Hamburger Abendblatt vom 27.01.2015: Kaiserschnitt in vielen Fällen nicht nötig.
[19] Ärzte-Zeitung vom 13.04.2015: Entbindung: Kaiserschnitt zu häufig ohne Not.
[20] Mylonas L, Friese K: Indikationen, Vorzüge und Risiken einer elektiven Kaiserschnittoperation. Dtsch Ärztebl 2015; 112(29-30): 489-494.

> **Vorschlag**
> Schnittentbindungen sind ein gesundheitliches Risiko für Mutter und Kind und eine
> finanzielle Belastung für die Gesetzliche und Private Krankenversicherung. Der Anteil
> von Schnittentbindungen ist ständig gestiegen und liegt in Deutschland im interna-
> tionalen Vergleich mit an der Spitze aller Länder. Erforderlich ist eine »Leitlinie
> Schnittentbindung«. Nach telefonischer Auskunft des Registers für Leitlinien der
> Deutschen Gesellschaft für Gynäkologie und Geburtshilfe ist eine derartige Leitlinie
> geplant. Diese Leitlinie ist dringlich und sollte vom Bundesgesundheitsministerium
> mit der Bitte um kurzfristige Erstellung angefordert werden. Anderenfalls muss der
> Gesetzgeber handeln. Bis zum Vorliegen dieser Leitlinie erhalten Krankenhäuser, in
> denen die Schnittentbindungsrate über 15 Prozent liegt, keine Vergütung für Schnitt-
> entbindungen aus dem DRG-System. Diese Regelung ist mit einem Vorlauf von 12
> Monaten anzukündigen.

10.5   Schlussbemerkung

Oberstes Gebot der Gesundheitsversorgung ist der Schutz von Leben und Gesundheit des
Patienten, ist Patientensicherheit. Diesem Gebot dient auch die Qualitätssicherung. Instrumente sind gesetzlich vorgeschriebene, kontrollierte und sanktionierte Maßnahmen.
Derartige Maßnahmen dienen sowohl dem Patienten als auch den Leistungs- und Kos-
tenträgern. Mindestmengen, Register und eine Leitlinie für Schnittentbindungen müssen
verbindlich sein. Auch für die Qualitätssicherung gilt die Relation von Aufwand und
Erfolg, von Kosten und Nutzen, was einer alles umfassenden Qualitätssicherung widerspricht. Gewarnt werden muss vor der Gefahr einer Defensivmedizin, eine für Patienten
unter Umständen lebensbedrohliche Situation. Eine solche Situation kann durch eine
undifferenzierte Berichterstattung in der Medizin gefördert werden. Die Wirklichkeit
lässt sich oft nicht in knappen und undifferenzierten, aber öffentlich wirksamen Darstellungen wiedergeben, z. B. in der Bedeutung des Schweregrads von Krankheiten bei der
Ergebnisqualität.

Es gibt Entwicklungen mit einem hohen Grad an Eigendynamik. Hierzu gehören
Zentren und Kooperationen in größeren Krankenhäusern, Teil der Krankenhausversorgung, und steigende Prämien für die Haftpflichtversicherung. Nach den Hebammen
haben auch niedergelassene Frauenärzte, die als Belegärzte Geburtshilfe betreiben, finanzielle Unterstützung gefordert[21]. Wie in anderen Versorgungsbereichen, z. B. der Versorgung des ländlichen Raums, werden in erster Linie strukturelle Veränderungen die Probleme lösen. Geld allein und damit finanzielle Zuschüsse sind kein Allheilmittel. Dies gilt
auch für die Qualitätssicherung.

---

[21] Süddeutsche Zeitung vom 02.05.2014: Erst die Hebamme, dann die Frauenärzte.

Prävention

F. Beske, *Perspektiven des Gesundheitswesens*,
DOI 10.1007/978-3-662-48941-3_11, © Springer-Verlag Berlin Heidelberg 2016

Einführung 2005 habe ich ein Konzept für die Gesundheitsprävention in Deutschland mit dem Titel »Prävention – Ein anderes Konzept« und dem Motto »Vor Illusionen wird gewarnt«[1] vorgelegt. Dieses Konzept gilt auch noch heute. Da immer wieder behauptet wird, Prävention müsse auch darum gefördert werden, weil sie zu Einsparungen im Gesundheitswesen führe, wird Prävention im Folgenden mit drei Themen behandelt.

1. Prävention ist unentbehrlich, spart aber kein Geld Die Bedeutung von Prävention kann nicht hoch genug eingeschätzt werden. Prävention kann die Gesundheit fördern, Krankheit und Arbeitsunfähigkeit vermeiden, das Leben verlängern und die Lebensqualität erhöhen. Dies wird maßgeblich durch eine gesundheitsbewusste Lebensführung erreicht und liegt damit in erster Linie in der Verantwortung jedes Einzelnen. Gesundheit und Krankheit sind nicht nur Schicksal. Es gibt jedoch weltweit keine volkswirtschaftliche Gesamtrechnung von Prävention mit dem Aufwand für Prävention und dem finanziell bezifferten Nutzen, und wahrscheinlich wird es eine solche Gesamtrechnung auch nicht geben können. Zu vielgestaltig sind die Faktoren, die in eine solche Gesamtrechnung einfließen müssten wie Arbeitsunfähigkeit, verlängerter Rentenbezug und die Auswirkungen eines verlängerten Lebens auf die Gesundheitsversorgung und die Kosten bei Pflegebedürftigkeit.

Die ökonomische Bedeutung von Prävention z. B. in Betrieben ist unbestritten. Im Vordergrund steht jedoch der individuelle Nutzen. Im Vordergrund steht der ideelle Wert.

2. Prävention im Kinder- und Jugendalter regeln Das einzige Sachthema, das hier behandelt werden soll, ist die Prävention im Kinder- und Jugendalter. Die vielleicht wichtigsten Formen von gesundheitlichem Fehlverhalten sind Mangel an Bewegung, Rauchen und Fehlernährung mit der Folge von Übergewicht. Gesunde Verhaltensweisen werden im Kinder- und Jugendalter angelegt. Erforderlich ist daher eine für alle Kindertagesstätten und Schulen verbindliche Aufklärung über Gesundheit und Krankheit. Dabei geht Prävention weit über Aufklärung hinaus, z. B. regelmäßiger Schulsport. Der Deutsche Kinderschutzbund fordert Gesundheit als Schulfach[2], eine immer wieder erhobene Forderung, die stets am Widerstand von Bildungspolitikern und Bildungsministerien gescheitert ist.

> **Vorschlag**
> In allen Kindertagesstätten und in allen Schulen muss Gesundheit Unterrichtsfach sein. Hierfür stehen niedergelassene Kinder- und Jugendärzte, die Gesundheitsämter und Ärzte zur Verfügung, die eine Teilzeitbeschäftigung suchen und die für diese Aufgabe fortgebildet werden können. Angehörige anderer Berufe wie Erzieher und Lehrer können auf diese Aufgabe vorbereitet werden. Dies gehört in den Zuständigkeitsbereich der Bundesländer, die beweisen können, wie ernst die allgemein erhobene Forderung nach Prävention und dabei insbesondere nach Prävention im Kinder- und Jugendalter gemeint ist.

---

[1] Beske F: Prävention – Ein anderes Konzept. Schriftenreihe/Fritz Beske Institut für Gesundheitssystemforschung, Bd. 103. Kiel 2005.
[2] Rheinische Post vom 23.10.2014: Kinderschutzbund will Gesundheit als Schulfach.

3. Finanzierung von Prävention Unabhängig von der strittigen Frage, ob Prävention Geld spart, und wenn überhaupt, dann nur in der Zukunft, gilt: Prävention kostet, und kostet jetzt. In Prävention muss investiert werden. Die Finanzierung von Prävention ist eine Gemeinschaftsaufgabe. Dies wird so nahezu übereinstimmend gesehen, nicht jedoch die sich daraus ergebende Konsequenz, dass auch die Finanzierung von Prävention als Gemeinschaftsaufgabe angesehen werden muss. So plant die Bundesregierung, die Kosten eines Präventionsgesetzes nicht aus Steuermitteln, sondern aus Mitteln insbesondere der Gesetzlichen Krankenversicherung zu finanzieren. Dies muss zum einen aus grundsätzlichen Überlegungen abgelehnt werden. Prävention ist eine Gemeinschaftsaufgabe. Zum anderen aber auch darum, weil Leistungseinschränkungen in der GKV bedeuten, dass alle Leistungen der GKV und damit auch die Prävention auf den Prüfstand gestellt werden müssen.

> **Vorschlag**
>
> Prävention ist eine Gemeinschaftsaufgabe und muss aus Steuermitteln finanziert werden. Die Verwendung von Mitteln insbesondere der Gesetzlichen Krankenversicherung zur Finanzierung des geplanten Präventionsgesetzes wird abgelehnt.

Feste Preise in der Gesetzlichen Krankenversicherung

F. Beske, *Perspektiven des Gesundheitswesens*,
DOI 10.1007/978-3-662-48941-3_12, © Springer-Verlag Berlin Heidelberg 2016

Zur Situation Die Vergütung ärztlicher Leistungen von Vertragsärzten in der ambulanten ärztlichen Versorgung erfolgt pauschaliert. Grundlage ist die ärztliche Gesamtvergütung, die in den Bundesländern zwischen den Kassenärztlichen Vereinigungen und den Krankenkassen ausgehandelt wird. Die Kassenärztlichen Vereinigungen verteilen die Gesamtvergütung nach einem in den Bundesländern unterschiedlichen Honorarverteilungsmaßstab, der im Benehmen mit den Krankenkassen von den Kassenärztlichen Vereinigungen beschlossen wird. Grundlage dieser Beschlüsse sind Vorgaben der Kassenärztlichen Bundesvereinigung (KBV) und dabei insbesondere die weitgehend pauschalierte Gebührenordnung, der einheitliche Bemessungsmaßstab (EBM) sowie die zwischen den Spitzenverbänden der Krankenkassen und der Kassenärztlichen Bundesvereinigung geschlossenen Vereinbarungen.

Insgesamt handelt es sich um ein Honorierungssystem, das als komplex, intransparent und ungerecht bezeichnet wird. Knieps, ehemaliger Abteilungsleiter für die Gesetzliche Krankenversicherung im Bundesgesundheitsministerium, räumt ein, das Honorarsystem für Ärzte nicht mehr zu begreifen[1]. Er steht nicht allein.

Tatsächlich setzt das System die falschen Anreize. Finanziell belohnt wird nicht die Behandlung von Patienten mit einem hohen Behandlungsbedarf, sondern von Patienten, die wenig Zeit des Arztes in Anspruch nehmen. In der hausärztlichen Versorgung z. B. erhält der Arzt für einen Patienten unabhängig vom Behandlungsbedarf ein Budget von um die 39 Euro im Quartal. Dies wird als Regelleistungsvolumen bezeichnet. Damit lohnt es sich für einen Arzt, im Quartal viele Patienten mit einem geringen Behandlungsbedarf in seiner Praxis zu haben und vielleicht auch im nächsten Quartal wieder einzubestellen. Patienten mit einem hohen Behandlungsbedarf erfordern einen hohen Aufwand. Dies führt zu Behandlungsdefiziten in einer immer älter werdenden Bevölkerung mit einer zunehmenden Zahl von multimorbiden und chronisch kranken Patienten. Die Patienten wünschen sich jedoch mehr Zeit von ihrem Arzt und in einer aufgeklärten Bevölkerung auch mehr Information.

> Der Arzt braucht mehr Zeit nicht nur für chronisch Kranke und multimorbide ältere Patienten, sondern auch für aufgeklärte und digital informierte Patienten mit einem großen Informationsbedürfnis. Oft muss ein Patient nicht davon überzeugt werden, welche Krankheit er hat, sondern davon, welche Krankheit er nicht hat. Der Beratungsaufwand steigt.

Von ärztlicher Seite wird immer wieder darauf hingewiesen, dass als Folge dieser Situation von den Ärzten Leistungen ohne Vergütung erbracht werden. Gassen, Vorsitzender der Kassenärztlichen Bundesvereinigung, geht nach Untersuchungen des Zentralinstituts für die kassenärztliche Versorgung (ZI) davon aus, dass die Ärzte mehr leisten als sie vergütet bekommen. Im Bundesdurchschnitt würden 10 Prozent der Leistungen nicht vergütet. Dem widerspricht der GKV-Spitzenverband mit dem Hinweis, dass vor dem Hintergrund der regionalen Versorgungsstruktur die tatsächlich von den Versicherten in Anspruch genommenen Leistungen von den Krankenkassen auch finanziert werden[2]. Schließlich führt diese Situation auch zu der im internationalen Vergleich

---

[1] Frankfurter Rundschau vom 26.06.2014: Ärzte wollen mehr Sicherheit.
[2] Ärzte-Zeitung vom 18.07.2014, Gassen: Ärzte erbringen mehr Leistungen als erstattet werden; Ärzte-Zeitung vom 06./07.02.2015: Feste Preise für Ärzte: Gassen mischt sich ein.

hohen Zahl von Arztkontakten pro Jahr und damit zu den oft beklagten überfüllten Wartezimmern und zu längeren Wartezeiten.

Ärzteverbände haben die Ablösung der pauschalierten Honorarvergütung durch ein Einzelleistungssystem mit festen Preisen gefordert. Drabinski verbindet 2010 sein Gesundheitskonto mit der Einzelleistungsvergütung von Ärzten[3], und jetzt fordert Gassen feste Preise[4] ebenso wie die Techniker Krankenkasse in Form eines Modellprojekt für Einzelleistungsvergütungen[5]. Der GKV-Spitzenverband stellt hierzu fest:»Sollten alle Leistungen in die Kalkulation eingezogen werden, wie es die KBV nun vorschlägt, müsste entsprechend der Orientierungswert abgesenkt werden.«[6] Dies würde weniger Honorar für die einzelne Leistung bedeuten.

> **Vorschlag**
>
> In der Gesetzlichen Krankenversicherung wird die pauschalierte Vergütung ärztlicher Leistungen durch eine Einzelleistungsvergütung abgelöst. Nur auf diesem Weg ist eine leistungsbezogene und transparente Vergütung möglich. Dies würde dazu führen, dass insbesondere in den Praxen von Allgemeinärzten die Versorgung des Patienten ausschließlich unter medizinischen und nicht oder nicht auch unter ökonomischen Gesichtspunkten erfolgt. Fasse ich die Schätzungen von Hausärzten mir gegenüber hinsichtlich der Auswirkungen von festen Preisen zusammen, dann würde sich nahezu umgehend die Zahl der im Quartal behandelten Patienten um 50 Prozent reduzieren und damit praktisch halbieren, mit mehr Zeit für den einzelnen Patienten. Es geht in erster Linie um eine Grundsatzentscheidung. Die Umsetzung kann dann z. B. in Anlehnung an die Gebührenordnung für Ärzte (GOÄ) erfolgen, aber auch in anderer Form.

Es muss darüber Klarheit bestehen, dass bei einer Einzelleistungsvergütung die Ausgaben der GKV für die ambulante vertragsärztliche Versorgung steigen können. Hierauf hat das IGES in seinem Gutachten für die Techniker Krankenkasse hingewiesen[7], hierauf weist der GKV-Spitzenverband[8], und hierauf weist auch Ennenbach hin:»Eine echte Reform der Honorierung wird mit Mehrausgaben verbunden sein, gerade weil man auch eine immer höhere Leistungsfähigkeit der Versorgung fordert.«[9]

Es gibt eine Erfahrungsregel, wonach Pauschalen und Budgets zu weniger Leistungsbereitschaft und zu weniger Leistungen, Einzelleistungsvergütungen und feste Preise zu mehr Leistungsbereitschaft und zu mehr Leistungen führen. Dies kann auch für vertragsärztliche Leistungen gelten. Tritt ein, was erwartet werden kann, nämlich höhere Kosten für die ambulante vertragsärztliche Versorgung, müssen entweder die Einnahmen der GKV erhöht werden, oder es kommt bei unveränderten Leistungsausgaben der GKV zu

---

[3] Drabinski T: Gesundheitskonto mit Solidargutschrift: Ein Versorgungsmodell für Bürger. Schriftenreihe des Instituts für Mikrodatenanalyse, Bd. 17. Kiel 2010.

[4] Ärzte-Zeitung vom 06./07.02.2015: Feste Preise für Ärzte: Gassen mischt sich ein.

[5] TK spezial Nr. 3/2014: TK schlägt neues Honorarsystem für Ärzte vor.

[6] Ärzte-Zeitung vom 06./07.02.2015: Feste Preise für Ärzte: Gassen mischt sich ein.

[7] Frankfurter Rundschau vom 26.06.2014: Ärzte wollen mehr Sicherheit.

[8] Ärzte-Zeitung vom 06./07.02.2015: Feste Preise für Ärzte: Gassen mischt sich ein.

[9] Presseinformation der KVSH vom 26.06.2014: KVSH begrüßt Bereitschaft der Techniker Krankenkasse zur Einzelleistungsvergütung.

Verschiebungen innerhalb der Leistungsbereiche. Bei einer Diskussion über Leistungseinschränkungen in der GKV ständen auch die Ausgaben für die ambulante vertragsärztliche Versorgung zur Disposition. Dies ändert nichts an der Notwendigkeit, eine Einzelleistungsvergütung und damit feste Preise mit leistungsgerechter Finanzierung und Transparenz einzuführen.

Versorgung multimedikamentöser Patienten[1]

---

[1] In Zusammenarbeit mit Dr. Froese, Vorsitzender, und Dr. Friedrich, Geschäftsführer des Apothekerverbands Schleswig-Holstein.

F. Beske, *Perspektiven des Gesundheitswesens*,
DOI 10.1007/978-3-662-48941-3_13, © Springer-Verlag Berlin Heidelberg 2016

Bei chronischen Krankheiten und bei Multimorbidität, die Auswirkungen einer älter werdenden Bevölkerung sind, nimmt die Multimedikation mit den damit verbundenen Folgen wie Arzneimittelunverträglichkeiten und unerwünschte Wechselwirkungen zu. Da in Deutschland uneingeschränkte freie Arztwahl besteht, wissen Haus- und Fachärzte oft nichts über parallel erfolgte Verschreibungen. Schätzungen des Bundesinstituts für Arzneimittel und Medizinprodukte (BfArM) zufolge führen unerwünschte Arzneimittelwirkungen durch vermeidbare Medikationsfehler zu ca. 500.000 Krankenhausnotaufnahmen pro Jahr[2]. Mit der Zahl der einzunehmenden Arzneimittel sinken zugleich Therapieverständnis und Einnahmetreue (Compliance) des Patienten. Dies führt zusätzlich zu einer bisher für Deutschland nicht näher untersuchten Zahl von Krankenhauseinweisungen durch patienteninduziertes Therapieversagen.

Die Bundesregierung hat die Situation erkannt und einen Aktionsplan zur Verbesserung der Arzneimitteltherapiesicherheit vorgelegt[3]. Im Entwurf zum E-Health-Gesetz ist vorgesehen, dass Patienten mit mindestens drei verordneten Arzneimitteln einen Anspruch auf einen einheitlichen Medikationsplan in Papierform in der Regel von ihrem Hausarzt haben[4]. Dies kann das Problem nicht lösen.

Vorschlag

Multimedikamentöse Patienten mit entsprechendem Risikopotenzial werden von ihrem Hausarzt und ihrer Hausapotheke gemeinsam beraten und betreut. Dies gilt für alle Patienten, die fünf und mehr verschreibungspflichtige Arzneimittel nehmen. Hinzu kommen die nicht verschreibungspflichtigen Arzneimittel, die in der Regel nur der Apotheker kennt. Ärzte und Apotheken erhalten für diese Beratungsleistung ein Honorar. Einzelheiten der Zusammenarbeit und insbesondere die Bereitstellung und Nutzung gemeinsamer Daten werden in dreiseitigen Verträgen der Selbstverwaltung vereinbart, von Ärzten, Apotheken und Krankenkassen.

---

[2] Pressemitteilung des BfArM vom 18.11.2014: Medikationsfehler als Ursache von Krankenhauseinweisungen. http://www.bfarm.de/SharedDocs.

[3] www.akdae.de/AMTS/

[4] BT Drucksache 18/5293, S. 9, 37.

Die digitale Gesundheit zukunftsfest machen[1]

---

[1] Ich danke Herrn Dr. Bartmann, Präsident der Landesärztekammer Schleswig-Holstein, für seine Unterstützung bei der Vorbereitung für dieses Kapitel.

F. Beske, *Perspektiven des Gesundheitswesens*,
DOI 10.1007/978-3-662-48941-3_14, © Springer-Verlag Berlin Heidelberg 2016

14.1   Elektronische Gesundheitskarte

Vor rund 20 Jahren wurde in Deutschland der bis dahin geltende Krankenschein in Papierform durch die erste auf EDV-Basis arbeitende Krankenversicherungskarte als Voraussetzung für die Inanspruchnahme von medizinischen Leistungen durch Versicherte der Gesetzlichen Krankenversicherung abgelöst. Die Krankenversicherungskarte war ausschließlich in der Lage, auf ihr gespeicherte Daten abzugeben, im Wesentlichen persönliche Daten des Karteninhabers. Dieser Datensatz war nach der Personalisierung im Herstellungsprozess nicht mehr änderbar. 2003 wurde dann durch das Gesetz zur Modernisierung der Gesetzlichen Krankenversicherung die Krankenversicherungskarte zu einer elektronischen Gesundheitskarte zur »Verbesserung von Wirtschaftlichkeit, Qualität und Transparenz der Behandlung« weiterentwickelt. Jetzt läuft die Diskussion über den Referentenentwurf des E-Health-Gesetzes, also des Gesetzes für sichere digitale Kommunikation und Anwendungen im Gesundheitswesen. Das Gesetz soll noch in dieser Legislaturperiode und damit bis Herbst 2017 vom Bundestag verabschiedet werden. Eingeführt werden dann elektronische Arztbriefe und elektronische Entlassungsbriefe aus dem Krankenhaus. Erörtert werden Umsetzungsprobleme, wobei betont wird, dass dieses Gesetz nur ein Anfang sei[2].

Die grundsätzliche Kritik lautet: »Der Datenaustausch bleibt wieder auf der Strecke.«[3] Dies führt zu der Frage, wofür dieser Gesetzentwurf ein Anfang sei und welche längerfristige Struktur der digitalen Kommunikation im Gesundheitswesen erreicht werden soll. Wenn dieses Gesetz als Schritt in die digitale Zukunft der Gesundheitsversorgung angesehen wird, dann muss diese Zukunft definiert werden. Anderenfalls ist nicht erkennbar, wohin dieses Gesetz führen soll. Es geht letztlich auch um die Begründung für diesen Gesetzentwurf. Hierzu einige grundsätzliche Überlegungen.

Zwei Entwicklungsphasen In der Behandlung von Patienten lassen sich zwei Entwicklungsphasen erkennen. Die erste Phase reicht einige Jahre in die Zeit nach dem Zweiten Weltkrieg hinein, die zweite Phase ist die heutige Zeit.

Die **erste Phase** ist gekennzeichnet durch eine uneingeschränkte Arzt-Patienten-Beziehung. Zahlenmäßig überwog der Hausarzt, der damalige praktische Arzt, der oft gleichzeitig auch Geburtshelfer war. Wohl jeder gesetzlich Krankenversicherte hatte seinen Hausarzt, der selbst viele Krankheiten behandelte, die heute von Fachärzten behandelt werden. Er steuerte die Inanspruchnahme von Fachärzten, in den meisten Landkreisen Augenärzte, Frauenärzte und Hals-Nasen-Ohrenärzte. Die Zahl der ärztlichen Fachgebiete war gering. Es überwogen Chirurgen und Internisten. In keinem Fachgebiet gab es Spezialisierungen. Das typische Kreiskrankenhaus hatte eine chirurgische und eine internistische, vielleicht auch eine gynäkologisch/geburtshilfliche Abteilung. Die meisten Geburten waren Hausgeburten, 1950 noch 57 Prozent. Bei Überweisungen zu einem Facharzt oder in ein Krankenhaus erhielt der überweisende Hausarzt einen Befundbericht in Papierform, der in eine Patientenkartei eingeordnet wurde. Die Datenmenge war gering und überschaubar. Übliche Laboruntersuchungen wurden vom Hausarzt in einem kleinen Labor selbst durchgeführt. Relativ gering war auch die Zahl von Arzneimitteln.

---

2   Deutsches Ärzteblatt online vom 24.04.2015: Digitalisierung des Gesundheitswesens: Vom schwierigen Umgang mit Gesundheitsdaten.
3   Ärzte-Zeitung vom 08.04.2015: Der Datenaustausch bleibt wieder auf der Strecke.

Viele Krankheiten, die heute zum Teil mit einem hohen Aufwand behandelt werden können, galten als nicht therapierbar und oft als unheilbar. Arzneimittelnebenwirkungen, Arzneimittelunverträglichkeiten und Behandlungsfehler waren kaum Gegenstand der öffentlichen Diskussion.

Ich habe diese Zeit bis zum Ende des Zweiten Weltkriegs als Sohn eines Arztes und Zahnarztes erlebt und meine Erinnerungen unter dem Titel »Persönliche Reminiszenz an eine Zeit der uneingeschränkten Arzt-Patienten-Beziehung« wiederaufleben lassen (s.u.).

Die **zweite Phase** ist die heutige Zeit. Es haben sich neue Fachberufe im Gesundheitswesen entwickelt. Die Psychotherapie ist immanenter Teil der medizinischen Versorgung. In der ärztlichen Berufsausübung gibt es 106 Qualifizierungen, was dazu führt, dass Patienten gleichzeitig von Ärzten unterschiedlicher Fachrichtungen behandelt werden. Die Krankenhausstruktur spiegelt mit der Zunahme unterschiedlicher Fachabteilungen die Situation in der Ärzteschaft wider. Insgesamt ist die medizinische Versorgung differenzierter geworden. Ein breites Angebot an Arzneimitteln steht zur Verfügung. Es werden Krankheiten operativ und medikamentös behandelt, die in der ersten Phase als unheilbar galten. Die Folge ist eine Zunahme der Lebensqualität und der Lebenserwartung. Damit steigt die Zahl chronisch Kranker und multimorbider Patienten mit einem großen Behandlungsbedarf. Diese Entwicklung führt zu einer steigenden Zahl von Pflegebedürftigen mit einem neuen Versorgungsbedarf. Folge dieser Entwicklung ist auch eine ständig wachsende Informationsmenge über jeden einzelnen Patienten. Es wird von einer Datenflut gesprochen.

Die Struktur des Gesundheitswesens führt zu Verwerfungen, die in Anbetracht der Situation in der zweiten Phase Gesundheit und Leben von Patienten gefährden können. Es gibt kein Hausarztsystem mit der verpflichtenden Wahl eines Hausarztes, der die Wege des Patienten durch das Versorgungssystem steuert und koordiniert, der aber im Idealfall laufend über alle seine Patienten betreffenden medizinischen Daten verfügen würde. Unser Gesundheitssystem hat eine uneingeschränkte freie Arztwahl, was dazu führen kann, dass ein Patient zur gleichen Zeit neben dem Hausarzt von unterschiedlichen Fachärzten behandelt wird. Zwischen diesen Ärzten gibt es keine geregelte Kommunikation. Damit fehlt jedem behandelnden Arzt die Kenntnis über Art und Umfang der Behandlung durch andere Ärzte. Dies kann zu unnötigen Mehrfachuntersuchungen und zu Fehlbehandlungen mit Konsequenzen für den Patienten führen. Das Gleiche gilt für die Arzneimittelbehandlung. Die Verordnung von Arzneimitteln durch einen Arzt ohne Kenntnis von Arzneimittelverordnungen durch andere Ärzte kann zur Polymedikation mit unerwünschten Wechselwirkungen und Inkompatibilitäten führen, auch mit Todesfolge. Wird die Selbstmedikation mit frei verkäuflichen Arzneimitteln eingeschlossen, gibt es keine zuverlässigen Angaben über den Arzneimittelkonsum eines Patienten.

Vorschlag

In Artikel 2 Absatz 2 des Grundgesetzes werden die Rechtsgüter Leben und Gesundheit verfassungsrechtlich geschützt. Die Politik fordert eine optimale Gesundheitsversorgung. Der behandelnde Arzt ist seinen Patienten gegenüber zu einer bedarfsgerechten Behandlung mit der gebotenen Sorgfalt verpflichtet. Dies setzt für den Arzt voraus, dass er im Augenblick der Behandlung eines Patienten über alle medizinischen Daten dieses Patienten informiert ist. Auf dieser Grundlage wird für alle Versicherten der Gesetzlichen Krankenversicherung eine elektronische Gesundheitskarte verpflichtend eingeführt, mit der alle einen Patienten betreffenden medizinischen Daten erfasst und in einer elektronischen Gesundheitsakte, in einem zentralen Datenspeicher (Server) gesammelt werden. Der Zugang zu diesen Daten erfolgt über einen elektronischen Heilberufsausweis. Eine Telematikinfrastruktur wird außerhalb des öffentlich zugänglichen Internets aufgebaut. Geschaffen wird Interoperabilität, d. h. ein fall- und behandlungsbezogener Datenaustausch.

Dies braucht Zeit, muss jedoch zügig angegangen und umgesetzt werden, auch um zu vermeiden, dass Parallelentwicklungen zu unterschiedlichen Lösungen für begrenzte Räume oder Interessengruppen führen, die schwer wieder zu einer bundeseinheitlichen Struktur zusammengeführt werden können. Es ist ein Konzept der Bundesregierung erforderlich, das Ziele definiert und den Weg beschreibt, auf dem diese Ziele erreicht werden können. Damit darf nur noch beschlossen und umgesetzt werden, was der Zielerreichung dient.

Nach einem Grundsatzurteil des Bundessozialgerichts vom 18.11.2014 verstößt die elektronische Gesundheitskarte nicht gegen das Grundgesetz und damit nicht gegen das Recht auf die informationelle Selbstbestimmung.

Man mag es wollen oder nicht wollen, es mag einem passen oder nicht passen: Dies wird der Weg der Zukunft sein.

14.2   Telemedizin

Die Telemedizin, die elektronische Versorgung von Kranken und Pflegebedürftigen, hat auch in das deutsche Gesundheitswesen Einzug gehalten, z. B. bei der Versorgung von Schlaganfallpatienten. Weit fortgeschritten ist die Telemedizin in den skandinavischen Ländern mit dünn besiedelten Gebieten. So leben in Finnland gut 5 Millionen Einwohner auf einer Fläche, die fast so groß ist wie die Bundesrepublik Deutschland. Hier sind andere Versorgungskonzepte erforderlich wie z. B. die Versorgung durch hierfür fortgebildete Pflegekräfte, der Transport mit dem Hubschrauber vom Arzt zum Patienten und von Patienten zur medizinischen Versorgung, aber auch die Telemedizin. Die Verhältnisse erzwingen derartige Lösungen. Es kann erwartet werden, dass mit einem zunehmenden Mangel an Ärzten und Pflegekräften, einem steigenden Versorgungsbedarf und der weiteren Ausdünnung ländlicher Räume die Telemedizin auch in Deutschland eine Zukunft hat. Dabei muss berücksichtigt werden, dass in steuerfinanzierten Gesundheitssystemen derartige Entwicklungen leichter umzusetzen sind als in einem komplexeren Krankenversicherungssystem wie in Deutschland.

Über Stand und Zukunft der Telemedizin in Deutschland unterrichtet das Buch von Bartmann et al. mit dem Titel »Telemedizinische Methoden der Patientenversorgung«[4], über Aktivitäten der Bundesärztekammer berichtet zusammenfassend das

---

[4] Bartmann FJ et al.: Telemedizinische Methoden der Patientenversorgung. Köln: Deutscher Ärzte-Verlag 2012.

Buch »Ärztliche Positionierung von Einsatzgebieten telemedizinischer Patientenversorgung«[5].

Persönliche Reminiszenz an eine Zeit der uneingeschränkten Arzt-Patienten-Beziehung

Persönliches Wissen und damit die Beschreibung dessen, was selbst erlebt worden ist, geht altersbedingt verloren. Dies trifft auch auf die uneingeschränkte Arzt-Patienten-Beziehung zu. Meine Generation stirbt aus. Dies ist eine der letzten Gelegenheiten, über persönliche Erfahrungen zu berichten.

Mein Vater wollte nach dem Ersten Weltkrieg Medizin studieren, konnte sich dieses Studium als Sohn eines Dorfschullehrers aber nicht leisten. So wählte er das kürzere Studium der Zahnmedizin und war in zwei Jahren approbierter und promovierter Zahnarzt. Es folgte eine Niederlassung als Kassenzahnarzt in Wollin auf Wollin in Pommern, wo ich geboren bin. Mein Vater gab jedoch den Wunsch, Arzt zu werden, nicht auf, und so nahm er nach einer Anlaufzeit seiner Praxis das Medizinstudium an seiner alten Universität Greifswald neben seiner Tätigkeit als Kassenzahnarzt auf. Meine Mutter führte die Praxis mit Vertretern. Am Wochenende und in den Semesterferien arbeitete mein Vater in seiner Praxis. Zu meinen frühen Kindheitserinnerungen gehört das zahntechnische Labor, denn der niedergelassene Zahnarzt machte in der damaligen Zeit die gesamte Technik selbst. Eine Praxishelferin gab es nicht. Es bestand eine uneingeschränkte Arzt-Patienten-Beziehung.

Nach der Approbation als Arzt erhielt mein Vater eine Kassenzulassung als praktischer Arzt und Zahnarzt in Pollnow, ebenfalls in Pommern. Es gab ein ärztliches und ein zahnärztliches Behandlungszimmer und ein gemeinsames Wartezimmer. Auch hier gab es keine Praxishelferin. Die Buchführung einschließlich der Kassenabrechnung machte meine Mutter wie in der Zahnarztpraxis in Wollin. Unverändert gab es im medizinischen und im zahnmedizinischen Bereich eine uneingeschränkte Arzt-Patienten-Beziehung.

In Neustettin in Pommern erfolgte dann die Niederlassung ausschließlich als praktischer Arzt und Geburtshelfer. Nichts änderte sich an der Praxisorganisation. Es gab keine Praxishelferin, und meine Mutter übernahm weiterhin die Buchführung mit Kassenabrechnung und eine Unterstützung in der Sprechstunde. Die Medizintechnik zog ein mit einer Röntgenkugel und einem Bildschirm, die beide bei Bedarf von der Decke zur Durchleuchtung herabgelassen wurden. Das Wort »Strahlenschutz« war unbekannt. Unverändert bestand eine uneingeschränkte Arzt-Patienten-Beziehung. Dies traf auch auf die Geburtshilfe bei ausschließlich häuslicher Geburt und nicht regelmäßig mit Unterstützung durch eine Hebamme zu.

Diese Situation konnte ich bis Kriegsende im gelegentlichen Fronturlaub verfolgen. Sie bestand also bis Kriegsende. Seit Kriegsende ist mein Vater in Russland vermisst, sodass mir aus der Nachkriegszeit die persönliche Erinnerung fehlt. Es ist aber davon auszugehen, dass die Nachkriegszeit begann wie die Kriegszeit endete. In der niedergelassenen Praxis und damit im ambulanten Bereich der medizinischen Versorgung gab es im Wesentlichen eine uneingeschränkte Arzt-Patienten-Beziehung.

---

[5] Bundesärztekammer vom 22.01.2015: Ärztliche Positionierung von Einsatzgebieten telemedizinischer Patientenversorgung.

Heimversorgung Pflegebedürftiger – ein anderes Konzept

F. Beske, *Perspektiven des Gesundheitswesens*,
DOI 10.1007/978-3-662-48941-3_15, © Springer-Verlag Berlin Heidelberg 2016

15.1 Vorbemerkung

Schwerpunkt dieses Buches ist die Gesundheitsversorgung, wobei die Versorgung Pflegebedürftiger implizit in der Gesundheitsversorgung enthalten ist. Rechtlich und organisatorisch ist diese Einheit durch die Soziale Pflegeversicherung aufgehoben worden. Die Wechselwirkungen zwischen der Gesundheitsversorgung und der Versorgung Pflegebedürftiger sind jedoch geblieben. Um deutlich zu machen, dass es auch für die Versorgung Pflegebedürftiger andere Lösungen als die derzeitigen vorzugsweise zentral gesteuerten Regelungen gibt, wird ein Alternativvorschlag für die Heimversorgung Pflegebedürftiger skizzenhaft entwickelt. Wird ein solcher Weg nicht gegangen, ist eine immer weitergehende zentrale Regulierung der Versorgung Pflegebedürftiger zu erwarten, was bei der nahezu dramatischen Zunahme von Pflegebedürftigen bei abnehmenden personellen und finanziellen Ressourcen und der Vielgestaltigkeit der individuellen und örtlichen Verhältnisse zu immer größer werdenden Problemen führen kann.

15.2 Einführung

Die Versorgung Pflegebedürftiger ist die wohl größte sozialpolitische Herausforderung, vor der unsere Gesellschaft steht. Es ist ein sensibles Thema mit großem Öffentlichkeitspotenzial, bei dem vorzugsweise Mängel in der Versorgung und daraus abgeleitete Forderungen an die Politik zur Sprache kommen, die sich dieses Themas und dieser Forderung angenommen hat. Neben der Abstellung von Mängeln z. B. in der Versorgung Pflegebedürftiger und im Benotungssystem von Heimen geht es nahezu ausschließlich um Leistungsausweitungen wie Verbesserung der Personalsituation in Pflegeheimen. Dies sind auch die beherrschenden Themen in der Gesetzgebung. Unberücksichtigt bleibt, ob auch umgesetzt werden kann, was beschlossen wird. So ist bekannt, dass es schon heute Schwierigkeiten in der Besetzung von Pflegestellen in der Gesundheitsversorgung und in der Versorgung Pflegebedürftiger gibt und dass den Ausgaben in den Sozialsystemen Grenzen gesetzt sind. Zwar werden für kurzfristige Ausgabensteigerungen die Einnahmen der Sozialen Pflegeversicherung durch Beitragssatzsteigerungen erhöht, längerfristige Auswirkungen bleiben jedoch unberücksichtigt. Wie zusätzliche Pflegekräfte gewonnen werden können, bleibt offen. Auch an dieser Stelle muss darauf hingewiesen werden, dass die zunehmenden Schwierigkeiten, offene Stellen zu besetzen und den Personalbedarf zu decken, zu einem gesamtgesellschaftlichen Problem geworden sind.

Dieses Kapitel behandelt ausschließlich die künftige Heimversorgung Pflegebedürftiger, ein Versorgungsbereich, der überproportional an Bedeutung gewinnen wird. Einführend sollen für dieses Kapitel wichtige Parameter der Versorgung Pflegebedürftiger aus ► Kap. 2.6 »Versorgung Pflegebedürftiger« zusammengefasst wiedergegeben werden:

- Die Zahl Pflegebedürftiger wird sich von 2009 bis 2050 von 2,3 auf 4,6 Millionen verdoppeln mit einer durch die steigende Lebenserwartung bedingten überproportionalen Zunahme Schwer- und Schwerstpflegebedürftiger.
- Die Pflegekapazität von Familien geht durch die absolute Zunahme von Pflegebedürftigen und durch die relative Zunahme von Pflegebedürftigen pro 100.000 Einwohner wie auch durch die Zunahme von Einpersonenhaushalten und die Mobilität der erwerbstätigen Bevölkerung mit unterschiedlichen Wohnorten von Familienangehörigen zurück.

━ Der Bedarf an Pflegeheimplätzen steigt von 840.000 auf zwei Millionen. Dies erfordert bei heutigen Baukosten Investitionen von 65 Milliarden Euro. Hinzu kommen Kosten für Ersatz- und Sanierungsbedarf.

━ In der Versorgung Pflegebedürftiger steigt der Bedarf an Pflegekräften von 630.000 auf 1,4 Millionen Vollzeitkräfte, was mehr als eine Verdoppelung bedeutet. Da in der Pflege viele Teilzeitkräfte tätig sind, ist der absolute Bedarf an Pflegekräften noch größer.

Diese Zahlen verdeutlichen, welche Probleme in der Versorgung Pflegebedürftiger gelöst werden müssen. In Zukunft geht es in erster Linie darum, die Versorgung Pflegebedürftiger auf einem Niveau zu sichern, das den Anforderungen Pflegebedürftiger entspricht, das aber auch finanziell und personell erfüllt werden kann.

❯ Der Ansatzpunkt ist mehr dezentral und weniger zentral. Die Heimversorgung einer so großen Zahl von Pflegebedürftigen in einer so großen Zahl von Pflegeheimen kann nur gelingen, wenn örtlich gehandelt werden kann und wenn Heime in ein Netz freiwilliger Hilfen eingebettet sind. Nachbarschaftshilfe wird zu einem zentralen Element der Heimversorgung.
Jede Situation ist anders und erfordert der jeweiligen Situation angepasste Lösungen. Damit muss örtlich gehandelt werden können. Dies schließt zentrale Vorgaben mit Kriterien für eine gute Heimversorgung nicht aus. Aber auch hier geht es um zentrale Rahmenbedingungen und örtliche Ausgestaltung.

15.3   Bedarf und Bedarfsdeckung an Pflegekräften

Zur Situation Dreh- und Angelpunkt der Heimversorgung von Pflegebedürftigen ist die pflegerische Versorgung. Einleitend wurde darauf hingewiesen, dass der Bedarf an Pflegekräften in der Versorgung Pflegebedürftiger von 630.000 auf 1,4 Millionen Vollzeitkräfte steigt. Hierzu lautet die Überschrift eines Kommentars im Deutschen Ärzteblatt: »Versorgung von Pflegebedürftigen: Quadratur des Kreises.«[1]

Es ist müßig, den zunehmenden Mangel in der Altenpflege umfassend zu belegen. Zwei Quellen dokumentieren die Situation. Bereits 2013 ergab eine Untersuchung in Schleswig-Holstein, dass in der Heimpflege 765 Stellen für Altenpflege und 152 Stellen in der Altenpflegehilfe durch Mangel an Bewerbern nicht besetzt werden konnten[2]. Und am 18.07.2015 sagte Becker, Vorstandsmitglied der Bundesagentur für Arbeit, in einem Interview: »Wir haben einen eklatanten Mangel in der Altenpflege.«[3] Dieser Tenor bestimmt auch Kommentare zur Pflegereform der großen Koalition. In einem Leitartikel heißt es hierzu in der Ärzte-Zeitung vom 21.08.2015 im Titel und im Untertitel: »Die Pflegereform schafft Infrastruktur und bleibt dennoch die Unvollendete. Beide Stufen der Pflegereform werden das Niveau der Pflegeinfrastruktur im Lande deutlich anheben.

---

[1] Deutsches Ärzteblatt online vom 08.05.2015: Versorgung von Pflegebedürftigen: Quadratur des Kreises.

[2] Köpke S, Behnke A, Pritzkuleit R, Peters E: Abschlussbericht: Wissenschaftliche Untersuchung zur Klärung der Frage, ob die Voraussetzungen des § 25 Altenpflegegesetz in Schleswig-Holstein erfüllt sind. 2014.

[3] Rheinische Post vom 18.07.2015: Wir haben einen eklatanten Mangel in der Altenpflege.

Eine Infrastruktur ohne ausreichendes Fachpersonal ist jedoch wertlos. Das lässt die Reform im Moment noch wie einen Torso aussehen.«

Durch keine noch so ausgefeilte Regelung auf der Bundesebene kann bei dieser Ausgangslage die sich ständig verändernde pflegerische Situation in Pflegeheimen gelöst werden. Der Bedarf an Pflegekräften kann sich in wenigen Tagen durch Todesfälle und durch die Zunahme von Schwer- und Schwerstpflegebedürftigen verändern. Personal jeder Qualifikation kann im Umfeld eines Pflegeheims gefunden oder auch nicht gefunden werden. Die Nachbarschaftshilfe kann mehr oder weniger ausgeprägt sein. Die Quintessenz lautet noch einmal: Jedes Pflegeheim braucht Spielräume und Gestaltungsmöglichkeiten, braucht Entscheidungsfreiheit, braucht die Möglichkeit zur Anpassung an sich verändernde Situationen. Hierzu einige Stichworte.

Ausländische Pflegekräfte Immer wieder wird gefordert und versucht, den Mangel an Pflegekräften auch in der Altenpflege und dabei besonders in Pflegeheimen durch ausländische Pflegekräfte zu decken. Die wohl umfassendste Aufarbeitung dieses Themas erfolgte 2013 durch das Statistische Bundesamt und das Bundesinstitut für Berufsbildung[4]. Das Fazit lautet, dass es langfristig aus gesamtwirtschaftlicher Perspektive lohnenswerter ist, Pflegekräfte in Deutschland auszubilden, da sie anschließend auch überwiegend einen Pflegeberuf ausüben, sofern sie erwerbstätig sind (zu 82,9 Prozent). Dies gilt insbesondere für Pflegekräfte mit einer zwei- bzw. dreijährigen Ausbildung.

Es bleibt abzuwarten, ob und wie sich die geplante erleichterte Ausbildung oder Eingliederung von Asylbewerbern auf die Krankenpflege auswirkt. Viele Pflegeheime können und werden versuchen, ihren ungedeckten Bedarf auch über ausländische Pflegekräfte zu decken.

Fachpersonalquote In der Heimpersonalverordnung Schleswig-Holstein vom 01.07.1993 (Stand: 22.06.1998) heißt es:»Betreute Tätigkeiten dürfen nur durch Fachkräfte oder unter angemessener Beteiligung von Fachkräften wahrgenommen werden. Hierbei muss mindestens einer, bei mehr als 20 nicht pflegebedürftigen Bewohnern oder mehr als vier pflegebedürftigen Bewohnern jeder weitere Beschäftigte eine Fachkraft sein. In Heimen mit pflegebedürftigen Bewohnern muss auch bei Nachtwachen mindestens eine Fachkraft ständig anwesend sein.« Gleichlautende Regelungen gibt es in fast allen Bundesländern. Damit wird eine Fachpersonalquote von mindestens 50 Prozent festgelegt, was bedeutet, dass mindestens 50 Prozent aller in einem Pflegeheim tätigen Pflegekräfte über eine dreijährige Ausbildung verfügen müssen.

> **Vorschlag**
> Es wird vorgeschlagen, die Fachkräftequote auf 25 Prozent zu reduzieren. Da erwartet werden kann, dass es schon in absehbarer Zeit den Pflegeheimen aus Mangel an Pflegekräften nicht mehr möglich sein wird, eine Fachkräftequote von 50 Prozent zu erfüllen, sollte zur Vermeidung unlösbarer Zustände rechtzeitig damit begonnen werden, die Voraussetzungen für eine Quote von 25 Prozent zu schaffen. Gespräche

---

[4] Afentakis A, Maier T: Können Pflegekräfte aus dem Ausland den wachsenden Pflegebedarf decken? Bundesgesundheitsblatt 2013; 56: 1072–1080.

mit Pflegeheimleitungen haben ergeben, dass unter den folgenden Voraussetzungen eine Fachpersonalquote von 25 Prozent ausreichend ist:
- Fortbildung von Pflegekräften für erweiterte Führungsaufgaben
- Wiedereinführung einer schulgeldfreien einjährigen Ausbildung von Pflegehilfskräften und Altenpflegehilfskräften in allen Bundesländern

Pflegeberufsgesetz Die Bundesregierung plant eine Generalistik in der Krankenpflegeausbildung, worunter die Aufgabe der bisher getrennten Ausbildung in der Krankenpflege, der Altenpflege und der Kinder- und Jugendlichenpflege und die Zusammenführung in eine einheitliche Krankenpflege verstanden wird. Erwartet wird dadurch eine größere Attraktivität der Krankenpflege, aber auch, wie Laumann sagt, eine bessere Vorbereitung von Pflegekräften auf die zu erwartende Delegation und Substitution ärztlicher Leistungen durch Pflegekräfte[5].

Hinsichtlich der Altenpflege muss dieser Schritt als Experiment mit unkalkulierbarem Ausgang bezeichnet werden. Nahezu schlagartig fallen die Absolventen in der Altenpflege aus. In welchem Umfang sich dann Absolventen der Generalistik für die Altenpflege entscheiden, ist offen. Da bisher die Entscheidung für eine Ausbildung in der Altenpflege auch aus einer besonderen Neigung zur Betreuung alter Pflegebedürftiger erfolgte und sich der Bedarf in der Altenpflege verdoppeln, in der allgemeinen Krankenpflege jedoch in etwa konstant bleiben dürfte, können erhebliche Verwerfungen erwartet werden.

15.4 Ärztliche Versorgung in Pflegeheimen durch Heimärzte

Zur Situation Als Folge der freien Arztwahl können mehrere Hausärzte in einem Pflegeheim tätig sein, die eine unterschiedliche Zahl von Fachärzten hinzuziehen. Es wird geschätzt, dass in einem Pflegeheim mit 80 bis 100 Betten täglich etwa zwei Stunden an Pflegezeit für die Organisation, Begleitung und Nachbearbeitung von Arztbesuchen erforderlich sind, wobei Ärzte auch ohne zeitliche Ansprache in Pflegeheime kommen und die Begleitung von Pflegekräften benötigen. Bei Notfällen, nachts und an Wochenenden oder Feiertagen, aber auch während der Sprechstundenzeit steht oft kein Hausarzt zur Verfügung, sodass der Notdienst eingeschaltet werden muss oder direkt in ein Krankenhaus eingewiesen wird. Die schwierige Situation der Heimversorgung durch Hausärzte beschreibt ein Bericht aus Thüringen unter der Überschrift: »Patientenversorgung in Heimen wird immer schwieriger.«[6] Der zunehmende Mangel an Hausärzten wird die Lage verschärfen. Es wird aber auch auf eine unzureichende fachärztliche Versorgung hingewiesen, z. B. in »Der Tagesspiegel« vom 23.04.2015 mit der Überschrift: »Die große Versorgungslücke – Für Menschen in Pflegeheimen gibt es kaum fachärztliche Untersuchungen.«

---

[5] AOK Presseschau vom 20.07.2015: Schulgeld für Pflege – da könnte ich Zornesröte kriegen!
[6] Ärzte-Zeitung vom 08.04.2015: Patientenversorgung in Heimen wird immer schwieriger.

Vorschlag

Die ärztliche Versorgung in Pflegeheimen wird dauerhaft nur durch einen System-
wechsel sichergestellt werden können. Vorgeschlagen wird ein Heimarztsystem mit
fest angestellten Heimärzten wie in den Niederlanden. Alternativ können Pflegeheime Verträge mit Zusammenschlüssen von Ärzten wie Ärztezentren oder Ärzte-
netzen schließen, von denen eine regelmäßige Anwesenheit im Heim und ein Notdienst sichergestellt werden müssen. Voraussetzung für eine Tätigkeit als Heimarzt ist
eine für diese Tätigkeit qualifizierende geriatrische Fortbildung. Wichtige Aufgaben
von Heimärzten sind die Vermeidung von Krankenhauseinweisungen, die Nachbe-
handlung nach einer Krankenhausentlassung einschließlich der Arzneimitteleinstel-
lung bei multimedikamentösen Patienten in Kooperation mit einem Apotheker
(▶ Kap. 13 »Versorgung multimedikamentöser Patienten«) sowie die Einschaltung
von Fachärzten.

15.5   Benotung von Pflegeheimen

Zur Situation Für 80 Prozent der Heime, die im Januar 2015 online waren, hat der Medizinische Dienst der Krankenversicherung (MDK) die Pflegedurchschnittsnote 1 berech-
net. Dies bedeutet jedoch nicht ausgezeichnete Leistungen, sondern lediglich die Erfüllung von Mindeststandards auf dem Papier in einer Vielzahl von definierten Einzelkrite-
rien wie Verpflegung, Hygiene oder Umgang mit Demenzkranken. 38 Prozent der geprüf-
ten Einrichtungen erfüllten im Bereich Pflege und medizinische Versorgung nicht die
Mindestanforderungen. Kritiker beklagen, dass die tatsächliche Qualität von Heimen
durch das Benotungssystem verschleiert wird. Neben dem hohen bürokratischen Aufwand wird vielfach die Berechnung der Gesamtnote kritisiert. So konnten schlechte Werte bei der Wundversorgung mit einem gut leserlichen Speiseplan gegengerechnet werden.
Diese Form der Heimbewertung soll zum 01.01.2016 ausgesetzt werden. Ein neues Benotungssystem ist geplant. Gefordert wird ein neues Qualitätsprüfungs- und Veröffentli-
chungssystem. In der großen Koalition ist die Union für Abschaffung der Noten für
Pflegeheime, die SPD für ihre Beibehaltung. In der Zeitung »freie Presse, Chemnitz« vom
12.02.2015 heißt es hierzu im Titel: »Das Thema Pflegequalität. Was kommt nach den
Noten? Kein Wirtschaftsbereich wird so intensiv überwacht und bewertet wie die Pflege.
Sehr viele Heime schneiden dabei mit Bestnoten ab. Eine Orientierung ist das für die
Betroffenen und ihre Angehörigen aber nicht. Denn die Zensuren geben keinerlei Hin-
weise darauf, was die betagten Menschen wirklich brauchen: Zuwendung und Mit-
menschlichkeit.« Kommt der bürokratische Aufwand aller Beteiligten hinzu, kann die
Situation kaum besser beschrieben werden.

Vorschlag

Die Benotung von Pflegeheimen wird ersatzlos gestrichen. Es ist nicht erkennbar,
warum mit zentralen Vorgaben eine Überprüfung, Benotung und Veröffentlichung
bundesweit erfolgt, obwohl jede Überprüfung eine Momentaufnahme ist, die sich in

wenigen Tagen ändern und niemals so ausgestaltet sein kann, dass sie die tatsächliche Situation widerspiegelt. Da in der überwiegenden Zahl der Fälle ein Pflegeheim in der Umgebung des Wohnsitzes gesucht wird, auch um im vertrauten Milieu zu bleiben und von Freunden und Bekannten besucht werden zu können, sind bundesweite Veröffentlichungen von Prüfergebnissen praktisch ohne Bedeutung. Wer in Bayern, der ein Pflegeheim sucht, ist an den Noten von Pflegeheimen in Schleswig-Holstein interessiert? Bei allen Beteiligten kann ein erheblicher bürokratischer Aufwand vermieden werden, was in den Heimen unmittelbar den Bewohnern zugute kommt. Für die Beurteilung von Pflegeheimen ist die Ergebnisqualität von entscheidender Bedeutung, z. B. in der Pflege bettlägeriger Patienten die Dekubitusprophylaxe oder die Lebensqualität der Bewohner, was praktisch nicht messbar ist. Dies kann nur örtlich durch Erleben und Beobachten ermittelt werden. Nach dem hier vorgestellten Heimarztkonzept sind die Heimleitung, der Heimarzt und die Pflegedienstleitung gemeinsam für die Versorgungsqualität verantwortlich. Die Beurteilung erfolgt im Übrigen über die Einbettung von Pflegeheimen in ihre Nachbarschaft durch Angehörige, Besucher und im Heim tätige ehrenamtliche Helfer.

15.6 Kontrolle von Pflegeheimen

Vorschlag

Es ist unbestritten, dass Pflegeheime überprüft werden müssen. Die jetzige zentral gesteuerte Überprüfung wird abgelöst durch eine dezentrale Regelung als Aufgabe der Kreise und kreisfreien Städte, einmal jährlich angekündigt oder unangekündigt sowie anlassbezogen z. B. bei Beschwerden durch die Heimaufsicht, die sich vom Gesundheitsamt und von der Gewerbeaufsicht unterstützen lassen kann. Mit einer derartigen Lösung wird Ortsnähe, Fachkompetenz und Unabhängigkeit gewährleistet, zumal in wohl allen Bundesländern die Kreise und kreisfreien Städte durch Gebietsreformen eine Größe und eine Struktur erhalten haben, mit der die Erfüllung dieser Aufgabe gewährleistet werden kann. Der Bund sollte durch die Aufstellung von Qualitätskriterien für Pflegeheime die Arbeit der Kreise und kreisfreien Städte fördern.

Anpassung des Sozialgesetzbuchs V an Grundsätze der sozialen Marktwirtschaft

F. Beske, *Perspektiven des Gesundheitswesens*,
DOI 10.1007/978-3-662-48941-3_16, © Springer-Verlag Berlin Heidelberg 2016

Das Sozialgesetzbuch V »Gesetzliche Krankenversicherung«, in Kraft getreten am 01.01.1989, hat sich im Laufe der Jahre zu einem Gesetzeswerk entwickelt, das immer mehr Vorschriften für die Gesetzliche Krankenversicherung (GKV) in einer immer weitergehenden Detaillierung enthält und damit die GKV mit einem dichten Regelungsnetz überzieht. Benötigt werden jedoch Freiräume und Gestaltungsmöglichkeiten vorzugsweise für Versorgungsstrukturen, mit denen die Gesundheitsversorgung an den örtlichen und regionalen Bedarf unter Berücksichtigung örtlicher und regionaler Besonderheiten angepasst werden kann. Zielgruppe sind u. a. Kassenärztliche Vereinigungen, Zusammenschlüsse von Ärzten und Krankenkassen, aber auch kommunale Gebietskörperschaften. Hierfür ist ein SGB V mit dem Charakter einer Rahmengesetzgebung erforderlich. Andere Bereiche wie die Qualitätssicherung und der Leistungskatalog der GKV erfordern dagegen gesetzliche Regelungen. Grund hierfür ist auch die Rechtsprechung, die, und dieser Eindruck muss entstehen, eher zugunsten des Versicherten und zulasten der GKV entscheidet. Mit aus diesem Grund ist ein ausreichender Detaillierungsgrad für Leistungen der GKV im Rahmen von Leistungseinschränkungen erforderlich. Diese Arbeit kann hier nicht geleistet werden, ist aber eine Aufforderung an die Politik. Einige Beispiele sind jedoch möglich.

Nach dem Grundsatz der sozialen Marktwirtschaft »So viel Staat wie nötig, so viel Markt wie möglich« könnten Bereiche vollständig aus dem SGB V herausgenommen oder marktfreundlich gestaltet werden. Im Folgenden einige Beispiele.

Zahntechnische Leistungen Mit dem Fortschritt in der zahnmedizinischen Versorgung entstand ein hochwertiger Zahnersatz, was dazu führte, dass sich mit dem Zahntechnikerhandwerk ein qualifiziertes Berufsbild entwickelte. Im Rahmen der Marktwirtschaft entstanden direkte Beziehungen zwischen den niedergelassenen Zahnärzten und zahntechnischen Laboratorien im staatsfreien Raum. Dieser Zustand endete am 01.01.1981 mit der Einbindung zahntechnischer Leistungen in die RVO, übernommen das SGB V. Am 01.01.1998 wurde unter Gesundheitsminister Seehofer diese Situation durch das Zweite Gesetz zur Neuordnung von Selbstverwaltung und Eigenverantwortung aufgehoben und damit der Zustand vor Einbindung in die RVO wiederhergestellt. Innerhalb kurzer Zeit bestimmte wieder der Markt die Beziehungen zwischen Zahnärzten und Zahntechnikern. Nach der Bundestagswahl im Herbst 1998 nahm die neue Gesundheitsministerin Fischer die Entlassung zahntechnischer Leistungen aus dem Regelwerk der Gesetzgebung wieder zurück. Heute gelten zunächst mit der Überschrift »Zahnersatz« die §§ 55-57 SGB V. Danach vereinbaren auf der Landesebene die Krankenkassen mit den Zahntechnikerinnungen Höchstpreise für zahntechnische Leistungen. Nach § 88 SGB V unter der Überschrift »Zahntechnische Leistungen« vereinbaren auf der Bundesebene die Krankenkassen mit den zahntechnischen Innungen bundeseinheitliche Leistungsverzeichnisse. Auf der Landesebene vereinbaren die Krankenkassen mit den Innungsverbänden der Zahntechniker dann die Vergütungen für diese Leistungen.

Vorschlag

Die Vergütung zahntechnischer Leistungen durch das Zahntechnikerhandwerk wird aus dem SGB V herausgenommen. Damit wird der Zustand wiederhergestellt, wie er vor Aufnahme dieser Leistungen 1981 in die RVO bestand. Jedes einzelne zahntechnische Laboratorium muss sich im Wettbewerb behaupten. Parameter sind Qualität und leichte Verfügbarkeit. Dies gilt insbesondere im internationalen Wettbewerb.

Festzuschüsse Das SGB V kennt Festbeträge und Festzuschüsse. Als Festbetrag wird die Obergrenze bezeichnet, bis zu der die GKV die Kosten trägt. Entscheidet sich der Versicherte für eine teurere Leistung, muss er die den Festbetrag übersteigenden Kosten selbst tragen. Es gilt das Sachleistungsprinzip. Der bürokratische Aufwand für die Bestimmung von Festbeträgen ist hoch. Ein Festzuschuss ist ein festgesetzter Betrag, den der Patient unabhängig vom gewählten Therapiemittel erhält. Für den Festzuschuss gilt das Kostenerstattungsprinzip. Der bürokratische Aufwand ist gering. Festzuschüsse sind besonders geeignet für Arzneimittel und für Hilfsmittel. Das SGB V regelt in § 55 den Festzuschuss für Zahnersatz.

> **Vorschlag**
>
> Festzuschüsse werden in allen Leistungsbereichen der GKV in dem Umfang festgesetzt, in dem dies von der Sache her möglich ist. Der Versicherte wählt Art und Umfang des Therapiemittels, womit der Festzuschuss ein marktwirtschaftliches Element enthält. Der Wettbewerb wird gestärkt. Krankenkassen profitieren davon, dass der Preis, den sie bei einem Festzuschuss zahlen, in der Regel unter dem Preis ohne Festzuschuss liegt. Das Inanspruchnahmeverhalten von Versicherten könnte sich verändern, was zu einer weiteren Kostenersparnis führen würde. Für Hersteller sind Festzuschüsse ein Anreiz für innovative und qualitativ höherwertige Produkte.

Entbürokratisierung Ziel einer Überarbeitung des SGB V ist auch die Entbürokratisierung, eine so durchgehend geforderte Maßnahme, dass dieser Vorschlag keiner Begründung bedarf. In allen Bereichen des Gesundheitswesens nimmt die Forderung nach Entbürokratisierung zu. Ein Abbau von Bürokratie ist jedoch nicht erkennbar.

Beispiel für einen hohen bürokratischen Aufwand mit der Frage, ob Aufwand und Erfolg in einem angemessenen Verhältnis zueinander stehen, ist die Ambulante Spezialfachärztliche Versorgung (ASV), 2003 als § 116b in das SGB V eingeführt. Der bürokratische Aufwand ist hoch. Die Entwicklung der ASV ist in ▶ Kap. 6.5 »Integrierte Versorgung« dargestellt. Eine jüngste Publikation im Deutschen Ärzteblatt zum Thema lautet: »Ambulante Spezialfachärztliche Versorgung. Das Interesse ist gering. Mit der Einführung der ASV waren viele Hoffnungen verbunden. Heute bezweifeln manche, ob sie überhaupt notwendig ist.«[1] Bis heute ist der § 116b SGB V nicht umgesetzt.

> **Vorschlag**
>
> § 116b SGB V »Ambulante Spezialfachärztliche Versorgung« wird ersatzlos gestrichen. Der bürokratische Aufwand ist unverhältnismäßig hoch. Bei Bedarf können örtlich auf freiwilliger Grundlage Vereinbarungen getroffen werden, die der Zielsetzung des § 116b SGB V entsprechen.

---

[1] Deutsches Ärzteblatt online vom 06.07.2015: Das Interesse ist gering.

Aufbau eines umfassenden Versorgungsmanagements

F. Beske, *Perspektiven des Gesundheitswesens*,
DOI 10.1007/978-3-662-48941-3_17, © Springer-Verlag Berlin Heidelberg 2016

Die Zunahme von Multimorbidität, chronischen Krankheiten, Einzelhaushalten und dementieller Krankheiten einer alternden Bevölkerung erfordert in Verbindung mit einer immer weitergehenden Spezialisierung medizinischer Leistungen ein Versorgungsmanagement von Patienten. Ein derartiges Management gibt es in Deutschland nicht. Folgen können Mehrfachinanspruchnahme vergleichbarer Leistungen, unnötige Krankenhaus- oder Pflegeheimeinweisungen und fehlerhafte Behandlungspfade mit Überversorgung verbunden mit einem unnötigen Ressourcenverbrauch sein. Die oft beklagten Wartezeiten und die Überlastung ambulanter und stationärer Versorgungseinrichtungen sind eine weitere Folge. Köhler, ehemaliger Vorsitzender der Kassenärztlichen Bundesvereinigung, resümiert: »Was bei uns in Deutschland fehlt, ist Case-Management. Das wissen wir alle, aber wir tun nichts dagegen. Weder die Versorgungsforschung noch die Organisatoren der Gesundheitsversorgung noch der Normengeber bemühen sich nachhaltig darum, ein sektorenübergreifendes Case-Management zu etablieren. Im Dschungel der Hochleistungsmedizin verirrt sich jeder, selbst ein Arzt und Ärztefunktionär.«[1]

Es gibt Beispiele für das, was getan werden kann, so das Case-Management-Programm für Patienten mit chronischer Herzinsuffizienz[2]. Teil des Versorgungsmanagements ist auch das Krankenhausentlassungsmanagement, das jedoch im Zusammenhang mit einem krankenhausinternen Patientenmanagement und nicht isoliert gesehen werden muss. Auch hier gibt es Beispiele, so das Patientenmanagement im Unfallkrankenhaus Berlin[3].

Vorschlag

Die Gesundheitsversorgung braucht ein Versorgungsmanagement, ein Patientenmanagement, das Patienten sektorenübergreifend begleitet. Dies ist eine originäre Aufgabe insbesondere von Kassenärztlichen Vereinigungen, Krankenhausgesellschaften und Krankenkassen. Es ist keine Aufgabe des Gesetzgebers. Teil des Versorgungsmanagements ist das Krankenhausentlassungsmanagement, das Aufgabe jedes Krankenhauses und wiederum Teil jedes krankenhausinternen Versorgungsmanagements ist, das jedoch nur in größeren Krankenhäusern Bedeutung hat. Eine gesetzliche Regelung des Krankenhausentlassungsmanagements wie im GKV-Versorgungsstärkungsgesetz festgelegt, wird damit abgelehnt. Für das Versorgungsmanagement ist ein eigenes Berufsbild erforderlich, das es bereits in Ansätzen gibt. Es wäre die Weiterentwicklung des für die Praxen niedergelassener Ärzte ausgebildeten Case-Managers[4] oder des Medizinmanagers, wie er an der Hochschule Magdeburg-Stendal ausgebildet wird[5].

17

[1] Ärzte-Zeitung vom 26.01.2015: Im Dschungel der Medizin verirrt sich auch ein Ärztefunktionär.
[2] Hendricks V, Schmidt S, Vogt A, Gysan D, Latz V, Schwang I, Griebenow R, Riedel R: Case management program for patients with chronic heart failure – effectiveness in terms of mortality, hospital admissions and costs. Dtsch Ärztebl 2014; 111(15): 264–270.
[3] Schmitt-Sausen N: Patientenbegleitung: Die guten Seelen des Hauses. Dtsch Ärztebl 2014; 111(49): 2152.
[4] Ärzte-Zeitung vom 12.05.2014: Case-Managerin bewährt sich im Pilotprojekt.
[5] Ärzte-Zeitung vom 13./14.12.2013: Endlich Bachelor: KV-Chef lobt erste Medizinmanage.

Das Ziel ist die Steuerung von Versorgungsabläufen durch ein Versorgungsmanagement zur Erhöhung der Versorgungsqualität. Plakativ sollte ein solches Management die drei »Ks« sicherstellen:

- Kommunikation
- Kooperation
- Koordination

Versorgungsforschung

F. Beske, *Perspektiven des Gesundheitswesens*,
DOI 10.1007/978-3-662-48941-3_18, © Springer-Verlag Berlin Heidelberg 2016

Jedes Gesundheitswesen braucht eine wissenschaftlich unabhängige Forschung, die systembegleitend arbeitet. Dies ist die Versorgungsforschung. Wesentlicher Teil der Versorgungsforschung ist die Epidemiologie. Da Versorgungsforschung vergleichsweise wenige Interessenten hat, von denen sie gefördert wird, sind Drittmittel eher selten, da es zum Wesen der Versorgungsforschung gehört, auftragsunabhängige Forschung zu betreiben. Benötigt werden damit finanziell unabhängige Institute. Dies sind in der Regel Universitätsinstitute, aber auch Stiftungen mit solider Finanzausstattung. Diese Besonderheiten der Versorgungsforschung sind mit eine Erklärung dafür, dass es in Deutschland unzureichende Kapazitäten in der Versorgungsforschung gibt.

Die Versorgungsforschung kann einen Beitrag zur Anpassung des Gesundheitswesens an begrenzte Ressourcen leisten und auch dazu beitragen, verzerrte Darstellungen und fehlerhafte Interpretationen über die Gesundheitsversorgung in der Öffentlichkeit zu korrigieren. Hierzu drei Beispiele, ohne Wertung und damit als »Auffälligkeiten« bezeichnet.

Beispiel 1: Operationsweltmeister war Schlagwort in der öffentlichen Diskussion von Ende 2013 bis in die jüngste Vergangenheit. Grundlage war die Interpretation von Angaben der OECD (Organisation for Economic Co-operation and Development) über die Häufigkeit von Operationen in den Ländern der OECD und damit im Rahmen eines internationalen Vergleichs. Dabei lag Deutschland in einer Reihe von Operationen an der Spitze. Verglichen wurden ausschließlich unbereinigte absolute Häufigkeitszahlen von Operationen. Bei dieser Art der Darstellung müsste als erstes die Frage gestellt werden, was in diesem Vergleich als Überversorgung und was als Unterversorgung angesehen wird und gegen welchen Standard und gegen welche Normen gemessen worden ist. Derartige Standards und Normen gibt es nicht.

Eine Richtigstellung brachte eine Publikation von Verena Finkenstädt und Frank Niehaus, tätig am Wissenschaftlichen Institut der PKV (WIP), vom Februar 2015 mit dem Titel »Die Aussagekraft von Länderrankings im Gesundheitsbereich – Eine Analyse des Einflusses der Altersstruktur auf die OECD-Daten«. Werden die Angaben der OECD altersstandardisiert, ein notwendiges Verfahren für internationale Populationsvergleiche, liegen die deutschen Fallzahlen zwar weiter im oberen Feld, belegen aber in keinem operativen Eingriff mehr den ersten Platz. Daraus ergibt sich für die Versorgungsforschung die Forderung nach vertieften Analysen und nach Ursachenforschung.

Die Korrektur der öffentlich diskutierten und nunmehr korrigierten Daten ist den Medien nicht eine Meldung wert gewesen. Das Deutsche Ärzteblatt hat über diese Studie berichtet[1]. Eine vertiefende Versorgungsforschung könnte weiter zur Klarstellung beitragen.

Beispiel 2: Regionale Unterschiede in der Operationshäufigkeit beschreibt eine Studie der Bertelsmann Stiftung[2]. Der Herzbericht 2014 zeigt, dass Herzpatienten in Deutschland nicht flächendeckend gleich gut versorgt werden[3]. Auch hier sind tiefergehende Analysen erforderlich, verbunden mit einer Ursachenforschung und einer Unterrichtung der Öffentlichkeit.

Beispiel 3: Beunruhigung der Öffentlichkeit durch Meldungen über Fehlverhalten im Gesundheitswesen ist an der Tagesordnung, sollte jedoch nicht unkommentiert blei-

---

[1] Flintrop J: Doch kein OP-Weltmeister, Kommentar. Dtsch Ärztebl 2015; 112(10): C336.
[2] Pressemitteilung der OECD vom 16.09.2014: Medizinisch nicht erklärbar: Studien von OECD und Bertelsmann-Stiftung belegen große regionale Unterschiede in der Gesundheitsversorgung.
[3] Deutsches Ärzteblatt 2015; 112(6): C186-187.

ben und wissenschaftlich beurteilt werden. Beispielhaft wird eine Veröffentlichung im »Stern« vom 26.02.2015 angeführt. Die Überschrift lautet: »In besten Händen? 40 Prozent der Deutschen haben Angst, im Krankenhaus falsch behandelt zu werden. Zu Recht: Viele medizinische Eingriffe sind überflüssig, die Zahl gefährlicher Infektionen steigt, der Patient wird zur Ware. Neun Insider berichten, was falsch läuft – und was passieren muss, damit Ärzte und Schwestern Menschen wieder besser gesund machen können.«

Antworten auf die »Auffälligkeiten« in diesem Artikel müssten primär aus dem Krankenhausbereich kommen. Letztlich sind die Beispiele eine Frage der Gesundheitsversorgung insgesamt und damit auch der Versorgungsforschung, und dies auch mit dem Ziel, wissenschaftlich begründet und unprätentiös auf Missstände und Fehlentwicklungen hinzuweisen.

Vorschlag

Benötigt wird eine von der Auftragsforschung unabhängige Versorgungsforschung, die sich ihre Themen selbst sucht und damit z. B. aus öffentlichen Mitteln oder im Rahmen privater Stiftungen finanziert wird. Die Forschungskapazitäten müssen ausgebaut werden. Ein System, das jährlich allein in der Gesetzlichen Krankenversicherung ein Volumen von mehr als 200 Milliarden Euro und nach Angaben des Statistischen Bundesamtes 2013 ein Volumen von 314 Milliarden Euro für Gesundheit insgesamt aufweist, bedarf einer stärkeren wissenschaftlichen Durchdringung.

Der Faktor Zeit

F. Beske, *Perspektiven des Gesundheitswesens*,
DOI 10.1007/978-3-662-48941-3_19, © Springer-Verlag Berlin Heidelberg 2016

Es ist offen, ob und wann Entscheidungen zur Anpassung der Gesundheitsversorgung an eine veränderte Bedarfs- und Finanzierungssituation getroffen werden. Da es um ein Bündel von Maßnahmen geht, sind vielfältige Entscheidungen zu treffen. Für jede Entscheidung ist ein langer Vorlauf bis zum Wirksamwerden zu erwarten.

Beispiel: Leistungskatalog der Gesetzlichen Krankenversicherung Die Politik wird argumentieren, dass sie nicht über den Sachverstand verfügt, um beurteilen zu können, welche Leistungen als prioritär und welche als posteriorität einzustufen sind, welche Leistungen und in welcher Reihenfolge aus dem Leistungskatalog der GKV herausgenommen oder verändert werden können und welche Zuzahlungen in welcher Form diskutiert werden sollten. Bestehende Expertengremien werden beauftragt oder neue berufen, um Vorarbeit für die Politik zu leisten. Innerhalb dieser Gremien ist ein erheblicher Abstimmungsbedarf zu erwarten. Wenn es überhaupt zu konkreten Vorschlägen kommt, braucht dies Zeit. Nicht geringer dürfte der Zeitbedarf für politische Entscheidungen sein.

Beispiel: Krankenhausplanung Krankenhausplanung ist Aufgabe der Bundesländer, die auch für die Investitionskostenfinanzierung zuständig sind. Die finanzielle Beteiligung des Bundes an den Krankenhausinvestitionen dürfte von den Bundesländern begrüßt werden, denn der ungedeckte Investitionsbedarf ist groß. Geht es jedoch um die Umsetzung von Planungsvorgaben, sind Widerstände vorprogrammiert. Die Reduktion von Krankenhausbetten bis hin zur Schließung von Krankenhäusern erzeugt vielfachen Protest.

Beispiel: Allgemeinmedizin Erforderlich ist ein Bündel von Maßnahmen. Es beginnt mit der Approbationsordnung für Ärzte, die von der Bundesregierung geändert werden muss. Jede medizinische Fakultät sollte über einen Lehrstuhl für Allgemeinmedizin verfügen. Dies unterliegt Entscheidungen jeder einzelnen Fakultät. Die Weiterbildung in der Allgemeinmedizin müsste hinsichtlich Dauer und Struktur überprüft und finanziert werden. Dies wäre eine Aufgabe von Ärzteschaft und Politik.

SGB V Erforderlich ist eine grundlegende Überarbeitung des SGB V. Dies wäre eine Aufgabe des Gesetzgebers.

Schlussfolgerung Es wird deutlich, dass immer dann, wenn gehandelt werden muss, ein erheblicher Zeitbedarf für die Entscheidungsfindung und für die Umsetzung von Entscheidungen besteht. Dies sind immanente Bestandteile des föderalen und pluralistischen Systems der Bundesrepublik Deutschland. Veränderungen sind nur mit einem erheblichen Zeitaufwand zu erreichen.

> Soll vermieden werden, dass das Gesundheitswesen insgesamt und insbesondere die Gesundheitsversorgung von der Entwicklung überrollt werden, muss umgehend gehandelt werden – jetzt!

19

Ausblick

F. Beske, *Perspektiven des Gesundheitswesens*,
DOI 10.1007/978-3-662-48941-3_20, © Springer-Verlag Berlin Heidelberg 2016

Es kann nicht erwartet werden, dass dieses Buch uneingeschränkte Zustimmung erfährt. Erhofft wird jedoch eine Sensibilisierung für das, was auf das Gesundheitswesen und auf die Bevölkerung zukommt und was erörtert und umgesetzt werden muss, um mit dieser Situation umzugehen. Gesamtgesellschaftlich gewinnen innere und äußere Sicherheit und die finanzielle Existenzsicherung im Alter an Bedeutung. Probleme wie die Zunahme von Asylbewerbern und Flüchtlingen kommen hinzu. Es darf aber nicht verkannt werden, dass Gesundheit und Pflege jeden Einzelnen von uns betreffen und damit immer auch von gesellschaftlicher Bedeutung sind. Die Bevölkerung wird eine qualifizierte hochwertige Gesundheitsversorgung und eine umfassende Versorgung im Pflegefall einfordern.

20

Printed in the United States
By Bookmasters